Andrea Flemmer

Viruserkrankungen natürlich behandeln

Dr. Andrea Flemmer

Viruserkrankungen natürlich behandeln

Mit effektiven Wirkstoffen
gegen Erkältung, Grippe, Herpes,
Warzen, Magen-Darm-Infekt,
Pfeiffersches Drüsenfieber
und vieles mehr

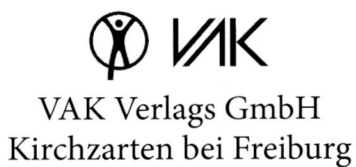

VAK Verlags GmbH
Kirchzarten bei Freiburg

Hinweise des Verlags

Dieses Buch dient der Information über Möglichkeiten der Gesundheitsvorsorge. Wer sie anwendet, tut dies in eigener Verantwortung. Autorin und Verlag beabsichtigen nicht, Diagnosen zu stellen oder Therapieempfehlungen zu geben. Die hier vorgestellten Vorgehensweisen sind nicht als Ersatz für professionelle Behandlung bei ernsthaften Beschwerden zu verstehen.

Aus Gründen der besseren Lesbarkeit wurde im Text die männliche Form gewählt; alle Angaben beziehen sich selbstverständlich auf Angehörige beider Geschlechter.

Bibliografische Information der Deutschen Nationalbibliothek
Die Deutsche Nationalbibliothek verzeichnet diese Publikation in der Deutschen Nationalbibliografie; detaillierte bibliografische Daten sind im Internet über http://dnb.d-nb.de abrufbar.

VAK Verlags GmbH
Eschbachstraße 5
79199 Kirchzarten
Deutschland
www.vakverlag.de

2. Auflage: 2017
© VAK Verlags GmbH, Kirchzarten bei Freiburg 2017
Lektorat: Nadine Britsch
Layout & Satz: Goar Engeländer, www.dametec.de
Umschlagfoto: © kerdkanno
Umschlag: Sabine Fuchs, München
Druck: Friedrich Pustet GmbH & Co. KG, Regensburg
Printed in Germany
ISBN: 978-3-86731-187-8

Inhalt

Einführung

Viren: Plagegeister aus der Natur

Ich bin Diplom-Biologin. Die Vielfalt der Natur hat mich bereits vor und auch während meines Studiums fasziniert. Das blieb auch danach so – im positiven wie im negativen Sinne. Zum eher negativen Bereich gehören Viren, zum positiven jene Organismen, die uns Hilfe gegen die mehr als unangenehmen Krankheiten bieten. Es ist einfach verblüffend, welche Werkzeuge uns die Natur in die Hand gibt, um gegen ihre „Plagegeister" vorgehen zu können. Das ist auch bitter nötig, denn die Pharmaindustrie hat gegen Viren die wenigsten registrierten Arzneimittel. Würde das Buch davon handeln, wäre es sehr, sehr dünn. Kommt man auf die Nebenwirkungen zu sprechen – dann wendet man sich lieber ab.

Eines ist dabei vollkommen klar: Dieses Buch umfasst keine extrem gefährlichen Viren wie Ebola. Da braucht man gar nicht nachzudenken, ob Selbsthilfe besser wäre. Hier ist fachkundige Hilfe durch einen Arzt erforderlich, allein schon um die Ansteckung anderer zu verhindern. Hinzu kommt, dass es sich dabei um kein Virus handelt, das man schon lange kennt und gegen das Heilkundige schon immer etwas im Angebot hatten. Ich rate auch nicht von konventionellen Präparaten ab, wie Aciclovir, dem Aids-Medikament und Wirkstoff gegen viele Virenarten. Dies umso mehr, als es kein Medikament gibt, das gegen Aids lebensrettender ist. Aber ergänzende Maßnahmen, die den Patienten zusätzliche Lebensqualität verschaffen, finden Sie durchaus in diesem Werk. Dazu kommt, dass es viele Viren gibt, gegen die natürliche Wirkstoffe helfen. Diese werden Sie in diesem Buch kennenlernen.

Eine große Rolle spielen Heilkräuter aus der sogenannten Phytotherapie, also der Pflanzenheilkunde. Dabei ist es wichtig zu wissen, dass es sich dabei nicht um eine sogenannte „alternative" Medizin handelt, „sondern um eine wertvolle Ergänzung zu den ‚klassischen' Therapiemaßnahmen" (s. Quellen, Schilcher et al. im Anhang: *Leitfaden Phytotherapie*). Es ist das wissenschaftliche Fachgebiet der Pharmazeuten, die das im Studium lernen. Es gibt aber auch andere Heilkundige, die sich das Wissen um Heilkräuter erwerben oder von ihren Vorfahren mitbekommen haben. Die Fülle der bekannten Informationen sollte jedoch nicht unterschätzt werden. Man benötigt ziemlich lange, bis man sich auch nur auf einem Teilgebiet auskennt.

Bei Pflanzenextrakten können sich durch die Vielzahl an aktiven Inhaltsstoffen Effekte ergeben, die sich gegenseitig in ihrer Wirksamkeit gegen die jeweilige Krankheit verstärken. Dies kann zum Beispiel zu einer Reduzierung der Medikamentendosen führen, womit wiederum Nebenwirkungen verringert werden. Durch ein Stoffgemisch kann man oft auch Resistenzen verhindern. Das ist bei Einzelsubstanzen in der Regel nicht der Fall.

Pflanzliche Mittel haben in der Regel weniger bis keine Nebenwirkungen. Dies ist besonders interessant, wenn man weiß, dass pro Jahr etwa 25 000 Deutsche aufgrund von Neben- oder Wechselwirkungen sterben!

Und da sind wir auch schon bei den Viren. Erst gegen Ende des 19. Jahrhunderts konnte man Bakterien als Krankheitserreger identifizieren, bei Viren dauerte es noch länger. Heilkundige Frauen als sogenannte „Hexen" zu verbrennen, war dafür wenig hilfreich und warf die Medizin als Wissenschaft um Jahrhunderte zurück. Tatsache ist: Das Gebiet rund um die Viren ist weder intensiv erforscht, noch hinreichend bekannt. Deshalb enthält dieses Buch auch ein Kapitel über Multiple Sklerose, deren Ursache immer noch unbekannt ist. In bestimmten Zeitabständen erscheinen Berichte, in denen Viren als Auslöser vermutet werden.

Oft kennt man auch den Wirkstoff nicht, der gegen das jeweilige Virus hilft: Man weiß es schlichtweg nicht. Im positiven Fall wird es gerade untersucht. Mit etwas Glück finden Sie die Lösung in der nächsten Auflage, eventuell dauert es aber noch ein bis mehrere weitere Generationen. Daher kennen wir bei manchen Heilpflanzen die Wirkungsursache, bei manchen aber leider nicht.

Dass Ihnen mein Buch bei den vorgestellten Viruserkrankungen helfen kann, wünscht Ihnen

Dr. Andrea Flemmer

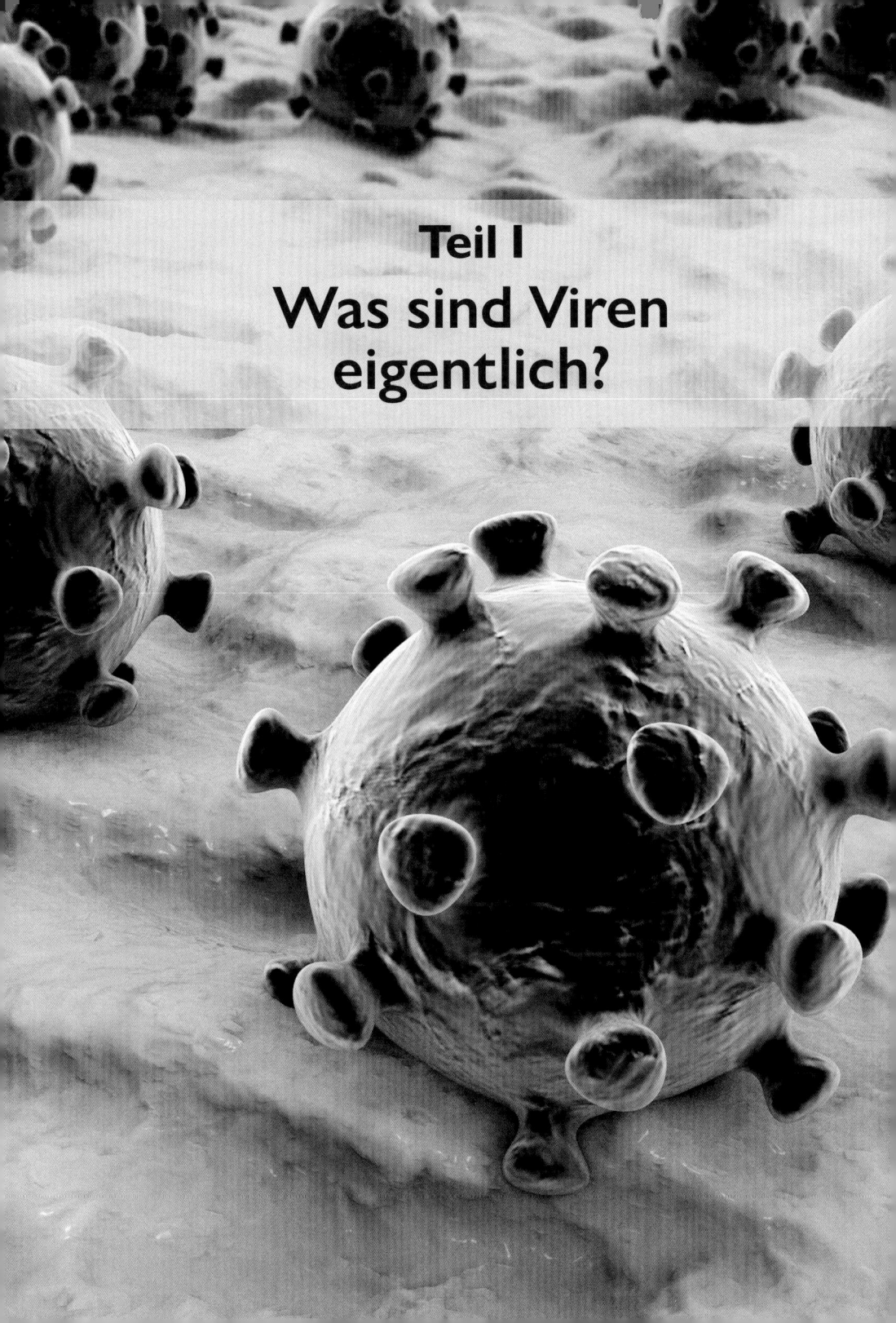

Teil I
Was sind Viren eigentlich?

Viele nutzen die Bezeichnung „Viren", wissen aber eigentlich nicht, worum es sich dabei genau handelt. Um ein typisches Beispiel zu zeigen, sehen wir uns doch einen Befall bei Erkältungen an, die zu 90 % von Viren verursacht werden:

Gelingt es Erkältungsviren, in die Schleimhaut von Nase und Rachen einzudringen, entzündet sich diese. Dann haben die Viren das „Sagen" und die Nase läuft, der Hals kratzt und schmerzt.

Meist gehören diese Krankheitserreger zu den Rhinoviren, von denen es mehr als 200 verschiedene Arten gibt. Sie beginnen ihr Zerstörungswerk oft zuerst in der Nasen- und Rachenschleimhaut. Von hier aus befallen sie dann die Bronchien, die Nasennebenhöhlen und/oder die Rachenmandeln. Haben sie auf diese Weise unser Abwehrsystem geschwächt, kann noch eine sogenannte bakterielle Sekundär-, also Zweitinfektion hinzukommen. Das heißt: Durch das geschwächte Immunsystem können sich Bakterien leichter im Körper einnisten, vermehren und ausbreiten. Nur dann sind die üblichen konventionel-

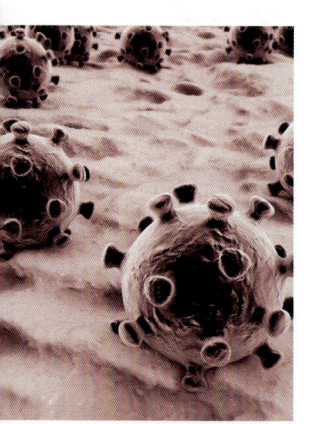

len Antibiotika sinnvoll, während sie gegen Viren nichts ausrichten können.

Erkältungsviren verursachen typische Symptome wie Halsschmerzen, Heiserkeit, Schnupfen etc. Um diese Beschwerden zu lindern, sind pflanzliche Mittel, die sogenannten Phytopharmaka, ideal. Sie helfen immer, auch bei bakteriellen Zweitinfektionen. Dies wurde mithilfe von Studien nachgewiesen.

Entzündungsreaktionen machen einen Großteil der Beschwerden bei Erkältungs- und anderen Virusinfektionen aus. Ob eine Erkältung mild oder heftig verläuft, hängt auch davon ab, wie viele Erreger eingeatmet wurden und ob bereits eine gewisse Teilimmunität besteht, also ob die Abwehr des jeweiligen Betroffenen schon einmal Kontakt mit dem aktuellen Erreger hatte.

Kleinstlebewesen verursachen unangenehme Beschwerden

Für Laien ist es schwer, die Verursacher von Virenerkrankungen richtig einzuschätzen. Folgendes ist dafür wissenswert:

Das Reich der Lebewesen gliedert sich grob in:

- Lebewesen, die aus Zellen (s. Anhang, *Lexikon*) mit Zellkern aufgebaut sind: Tiere, Pflanzen, Pilze und einzellige Lebewesen (zum Beispiel der Malariaerreger),
- Bakterien ohne Zellkern,
- Viren,
- sonstige Lebewesen wie Viroide, Prione und alle, die wir noch gar nicht kennen.

Ein großer Unterschied zwischen den Einzellern mit Zellkern, Bakterien und Viren ist die Größe: Einzeller sind zwischen 2 und 70 μm lang (μm = tausendstel Millimeter), Bakterien in der Regel maximal 5 μm. Viren sind deutlich kleiner: 10 bis ca. 250 nm (1 nm = 1 Millionstel Millimeter), sodass sie von einem Lichtmikroskop nicht mehr erfasst werden können. Um sie sichtbar zu machen, benötigt man daher ein Elektronenmikroskop.

Auch der Bauplan von Bakterien und Viren ist komplett anders. Bakterien besitzen zum Beispiel eine richtige Zellwand und eine Innenstruktur. Innerhalb ihrer Umgrenzung – der Zellwand – findet man die Zellflüssigkeit, die Ribosomen und das Erbgut des Bakteriums. Die Ribosomen helfen bei der Eiweißbildung. Außerdem tragen viele Bakterien eine oder mehrere Geißeln, die zur Fortbewegung dienen oder sogenannte Pili: kleine, kurze Anhängsel, die die Bakterien aussehen lassen, als hätten sie einen Pelz. Sie helfen bei der Anheftung an andere Bakterien, Oberflächen oder Zellen, z. B. an die Blasenwand.

Viren sind dagegen einfacher aufgebaut. Sie bestehen meist nur aus ihrem Erbgut, das in einer Hülle aus Eiweiß, dem Capsid, eingeschlossen ist. Manchmal haben sie eine zusätzliche Membran um das Kapsid, die unter anderem aus speziellen Fetten besteht.

Bakterienzellen vervielfältigen sich – genauso wie auch menschliche Zellen im Übrigen – in der Regel durch Zellteilung. Bevor sich eine Bakterienzelle teilt, kopiert sie ihr Erbgut. Dann schnürt sie sich in der Mitte durch und aus einer Mutterzelle werden zwei Tochterzellen. Viren können dies nicht.

Nicht alle Kennzeichen eines lebenden Organismus, aber nicht weniger gefährlich

Im Gegensatz zu Bakterien besitzen Viren keine eigenen Zellorganellen und auch keinen eigenen Stoffwechsel. Sie können Eiweiße also nicht selbst herstellen. Die Enzyme (s. Anhang, *Lexikon*) zur Energiegewinnung, über die jede Zelle von Tieren, Pflanzen und Bakterien verfügt, fehlen ihnen und sie können sich nicht alleine fortpflanzen.

Dringen bei einer Virusinfektion Viren in den Körper ein, ist ihr oberstes Ziel die Vermehrung. Dafür müssen sie fremde Zellen, die sogenannten Wirtszellen, befallen. Sie docken an sie an, heften sich also fest, und schleusen von da aus ihre eigene Erbinformation ein. Diese Erbinformation „programmiert" das Erbgut der Wirtszelle für die Zwecke der Viren um, mit der Folge, dass sie viele weitere Viren produziert. Das heißt, dass die befallene Zelle beginnt, die einzelnen Virusbestandteile anhand des mitgelieferten Bauplans (der sich im Erbgut des Virus befindet) herzustellen. Die Einzelteile des Virus lagern sich schließlich ganz von selbst zu einem kompletten Virus zusammen. Auf diese Weise füllt sich die Wirtszelle mit immer mehr neu gebildeten Viren. Diese sogenannten Virione verlassen die Wirtszelle, indem sie zum Beispiel vorher ein Loch in der Zellwand erzeugen, die Wirtszelle platzt oder durch Knospung. Letzteres bedeutet, das Virus lagert sich an die Zellwand an, die Zellwand des Wirts umfließt das Virus und das entstehende „Bläschen" wird abgeschnürt. Manche Wirtszellen gehen dabei zugrunde. Die neuen Viren können nun beginnen, weitere Zellen zu infizieren.

Aufgrund des fehlenden Stoffwechsels und der Tatsache, dass Viren sich alleine nicht vermehren können, sagt man, dass sie nicht alle Kennzeichen des Lebenden haben. Dafür setzen sie uns aber dennoch ordentlich zu!

Die Anzahl der neuen Viren variiert je nach Virus-Typ. Zum Beispiel bildet eine mit dem Polio-Virus infizierte Zelle etwa 1000 neue Viren pro Zelle. Dagegen bildet eine mit Herpes-Viren befallene Zelle (z. B. bei Lippenherpes) nur 50 bis 100 Viren pro Zelle.

Die Plagegeister sind in der Regel wirtsspezifisch, das heißt, ein bestimmtes Virus infiziert normalerweise nur bestimmte Organismen. Auch Bakterien oder Pflanzen können von Viren befallen werden. Dementsprechend werden Viren in vier verschiedene Gruppen eingeteilt, je nach infiziertem Organismus.

- Bakterien: Bakteriophagen
- Pflanzen: Pflanzenviren oder Phytoviren
- Tiere: Tierviren oder animale Viren (z. B. Schweineviren, Vogelviren usw.)
- Menschen: Menschenviren oder Humanviren

Virusähnliche Lebewesen: Viroide, Virusoide und Prione

Außer den Viren kennt man bislang noch virusähnliche Lebewesen, die ebenfalls krankheitserregend wirken können, obwohl sie aus noch weniger Bestandteilen als ein Virus bestehen. Zu diesen seltsamen Lebewesen zählen:

1. Viroide
2. Virusoide
3. Prione

Viroide

Viroide bestehen nur aus kurzen Erbmaterialstücken, genauer: aus einer ringförmigen RNA (Ribonukleinsäure). Auch sie besitzen keinen eigenständigen Stoffwechsel und können sich nicht selbst fortpflanzen. Sie sind auch nicht von einem Kapsid oder einer Hülle umgeben. Man kennt sie bislang nur als Krankheitserreger bei Pflanzen. Daher spielen sie in diesem Buch keine Rolle.

Virusoide

Virusoide, die man auch als Satellitenviren bezeichnet, bestehen ebenfalls aus einem kleinen Stück Erbmaterial, entweder einem RNA- oder DNA-Stück. Außerdem haben sie ein bis zwei Eiweiße, deren Bauplan sie auch in ihrem Erbmaterial tragen. Um es noch komplizierter zu machen, brauchen sie zu ihrer Vermehrung und Ausbreitung andere Viren (sogenannte Helferviren). Auch Virusoide führen vor allem bei Pflanzen zu Erkrankungen. Bislang kennt man nur ein Virusoid, das Menschen krank macht: das Hepatitis-D-Virus. Es kann nur Zellen infizieren, die bereits mit Hepatitis-B-Viren befallen sind.

Prione

Der Begriff Prione kommt von der englischen Bezeichnung *proteinaceous infectious particle* und heißt in etwa „eiweißartige ansteckende Partikel". Sie bestehen nicht aus Erbmaterial, sondern aus Eiweiß (Proteinen). Sie kommen auch natürlicherweise im Körper von Mensch und Tier vor – vor allem in Gehirn und Rückenmark, aber auch in Geweben des Immunsystems (Lymphknoten und Milz). Trotz fehlendem Erbmaterial können Prione unter bestimmten Bedingungen krank machen und zum Beispiel bei Schafen und Ziegen zu Scrapie, bei Rindern zu BSE und beim Menschen zum Beispiel zur Creutzfeldt-Jakob-Krankheit oder zu Kuru führen. Diese Krankheiten wurden bekannt, als man vegetarisch lebenden Tieren Kadavermehl (Tiermehl) fütterte. Dadurch konnte sich die Krankheit erst richtig entwickeln und schließlich auch Menschen befallen.

Ist man gesund, liegen die Prione alle in einer bestimmten Struktur vor, der sogenannten PrPC-Form (*C* für engl. *cell* = Zelle). Ändert sich diese Struktur jedoch, entsteht eine infektiöse Form, die sogenannte PrPSC-Form (*SC* für Scrapie, die Art wurde zuerst bei Schafen entdeckt). Diese krankhafte Form kann das Immunsystem nicht abbauen. Dadurch sammelt sie sich nach und nach immer mehr im Gehirn an und schädigt es dadurch.

Warum und wie machen Viren krank und wie verhindert das unser Körper?

Viele Viren rufen durch ihr Eindringen in den Körper eine Abwehrreaktion hervor. Das Immunsystem kämpft gegen die Fremdkörper. Dies wird oft von typischen Krankheitssymptomen wie Fieber, Schwäche oder Appetitlosigkeit begleitet.

Viren können im Laufe ihrer Vermehrung Zellen in unserem Körper zerstören, oder unsere körpereigenen Abwehrzellen beseitigen die vom Virus befallenen Zellen.

In der konventionellen Medizin geht man gegen Viren in der Regel symptomatisch vor, man versucht also, die Beschwerden zu lindern und nicht die Viren abzutöten; den Rest muss die körpereigene Abwehr dann alleine schaffen. Es ist sehr schwierig, spezifische Substanzen oder Wirkstoffe zu finden, die nur auf Viren und nicht gleichzeitig auch auf den Menschen wirken. Bei Bakterien ist dies einfacher: Ihre Zellkörper haben Strukturen, die beim Menschen nicht vorkommen und dagegen kann man Antibiotika einsetzen.

Einige Substanzen, die speziell gegen Viren eingesetzt werden, gibt es dennoch: Sogenannte „Virostatika" verhindern das Andocken oder das Eindringen der Viren in die Wirtszelle. Andere wiederum stören die Herstellung und Zusammensetzung des Erbguts oder der Hülle und somit des kompletten Virus.

Manche Virusinfekte wie Erkältungen klingen von alleine wieder ab. Dahinter steckt die Evolution: Mensch und Virus haben sich im Laufe der Zeit aneinander „gewöhnt". Die Viren töten ihren Wirt nicht, denn dann blieben sie selbst auch auf der Strecke. So aber leidet man als Mensch nur vorübergehend, niest und hustet, verteilt den Erreger in der Umgebung und sorgt dadurch für dessen Weiterleben und Vermehrung. Der Virenbefall kann aber auch zu schweren Zellschäden und einer spürbaren Erkrankung führen, wenn weitere Auslöser hinzukommen.

Wie gelangen Viren in unseren Körper?

Viren gelangen durch verletzte Haut, Nahrung, Tröpfchen- (entstehen beim Niesen, Sprechen, Husten usw.) oder Schmierinfektion (s. Anhang, *Lexikon*) in unseren Körper. Zwei Meter weit gelangen die Viren damit und infizieren neue Opfer. Wenn sie an ihrem Zielort angekommen sind, wie dies zum Beispiel über die Blut- oder Lymphbahn bzw. die Nerven möglich ist, vervielfältigen sie sich.

Ob es bei einer Virusinfektion zu Symptomen (und damit zu einer Erkrankung, etwa einer Erkältung) kommt, beziehungsweise wie heftig diese sind, hängt von verschiedenen Faktoren ab, zum Beispiel:
– davon, wie stark die Viren die infizierten Zellen schädigen,
– von der Fitness des Immunsystems.

Letzteres kann geschwächt werden, zum Beispiel durch Stress, falsche Ernährung, bestimmte Medikamente oder auch durch Erkrankungen wie Diabetes oder der Viruserkrankung Aids.

Wie kommt es zu den Symptomen?

Die **Symptome** einer Viruserkrankung entstehen in der Regel durch die Zellschäden, die die **Virusvermehrung** im Körper anrichtet. Wenn Viren das Immunsystem überwinden können, kommt es zu Symptomen. Kann das Immunsystem die Viren unschädlich machen, wie bei so manchen Erkältungsviren, bemerkt man gar nichts davon. Das Immunsystem hat die Plagegeister abgefangen, ehe die ersten Symptome überhaupt ausbrechen.

Leider kann es auch zu chronischen Virusinfektionen kommen, bei denen die Viren jahrelang im Körper bleiben und nur gelegentlich zu Beschwerden führen; ein Beispiel ist der Lippenherpes.

Unter einer Virusinfektion versteht man einen Befall mit Viren, also zum Beispiel mit Erkältungs- oder Grippeviren. Zu einer Virusvermehrung (Virusreproduktion) kommt es, wenn Viren die für sie passenden Wirtszellen gefunden haben und in diese eindringen konnten.

Die erste Abwehr: Schutzbarrieren unseres Körpers und wie wir ihm helfen können

Während Erkältungen die einen plagen, spazieren andere praktisch erkältungsfrei durch den Winter oder Sommer. Die einen sind von Herpesbläschen geplagt, die anderen kennen dies gar nicht. Unser Körper verfügt über Maßnahmen zur Gegenwehr – schutzlos sind wir also nicht. Unser Immunsystem ist unser biologisches Abwehrsystem (s. folgende Auflistung). Es ist sehr komplex und besteht aus verschiedenen Organen, Zelltypen und Molekülen. Man unterscheidet das „angeborene" oder „unspezifische Immunsystem" und die „adaptive" oder „spezifische Immunabwehr". Zum angeborenen Immunsystem gehören folgende ausgeklügelte Schutzbarrieren:

– Die Haut ist auf ihrer Oberfläche leicht sauer, sie hat einen pH-Wert von 5,7 (neutral wäre ein pH-Wert von 7,0). Durch diesen Säureschutzmantel beugt die Haut aktiv gegen das Eindringen von Krankheitserregern vor.

– Dazu kommt, dass die Hautzellen miteinander verzahnt sind, wie eine Art Schutzpanzer. Die Haut drückt auch ständig nach außen und Hautzellen wachsen immer wieder nach. Im Laufe der Zeit wird die alte Oberschicht abgeschält und nimmt dabei gewaltige Mengen von Bakterien, Viren und anderen Mikroorganismen mit sich. So werden pro Minute 30 000 Hautzellen abgestoßen und in knapp einem Monat erneuert sich unsere Haut komplett.

– Im Rachen gibt es Organe mit Abwehrfunktion, z. B. die Rachenmandeln.

– Die Magensäure tötet Keime ab.

– Die Schleimhäute von Nase, Luftröhre und Lunge produzieren Schleim. Er dient dazu, eindringende Krankheitserreger zu binden, und er wird weitertransportiert oder durch Reflexe abgehustet.

– Die Schleimhaut der Atemwege enthält feinste Flimmerhärchen. Sie transportieren den Schleim nach außen ab und erschweren es Krankheitserregern in die Atemwege vorzudringen.

– Grippe- und andere Viren lieben unsere Körpertemperatur von 37 °C. Also erhöhen wir diese Temperatur – wir bekommen Fieber. Dies reicht oft schon aus, um die Infektion zu verlangsamen.

Was ist eigentlich ein „Infekt"?

Der Arzt spricht – nicht nur bei Virenbefall – von einem Infekt. Davon oder auch von einer „Infektion" spricht man, wenn Mikroorganismen (z. B. Viren und Bakterien) in einen Organismus eingedrungen sind, dort haften bleiben, sich vermehren und sogenannte Infektionskrankheiten (z. B. Erkältungen) hervorrufen. Ein sogenannter „banaler" oder „einfacher" Infekt ist eine Infektionskrankheit, die harmlos ist und meist ohne Medikamente innerhalb von wenigen Tagen wieder verschwindet.

Dem Körper helfen mit Küchenhygiene

Wir können dafür sorgen, dass so wenig Keime – also nicht nur Viren, sondern auch Bakterien und Pilze – wie möglich in unseren Körper gelangen. Dafür ist Küchenhygiene eine gute Möglichkeit. Vorab sollte man wissen, dass Hitze Viren abtötet und Wasser sie wegspült. Folgendes sollte man also in der Küche beachten:

Erst waschen, dann starten: Bevor man Speisen zubereitet, sollte man die Hände sorgfältig mit Wasser und Seife waschen. Auch Fingernägel und Kleidung sollten sauber sein. Langes Haar besser zusammenbinden. Nach der Küchenarbeit wieder die Hände reinigen – Desinfektionsmittel sind dafür nicht erforderlich, in der Regel reichen Wasser und Seife.

Obst und Gemüse putzen und waschen: Frische Lebensmittel sorgfältig reinigen, da Erdkrümel kritische Keime enthalten können. Rohes Fleisch und rohen Fisch mit kaltem Wasser abspülen und darauf achten, dass dieses Wasser nicht mit anderen Lebensmitteln in Kontakt kommt.

Die Arbeitsbereiche getrennt halten: Bearbeitet man rohe tierische Produkte wie Fleisch, sollte dies nur in einem Bereich der Küche geschehen. Andere Speisen sollte man an einem anderen Ort verarbeiten. Jeweils eigenes Werkzeug für die verschiedenen Lebensmittel nutzen oder es zwischendurch heiß reinigen.

Benutztes Werkzeug säubern: Vor allem Werkzeuge, die mit rohem Fleisch, rohem Fisch und Gemüse Kontakt hatten, mit heißem Wasser und Spülmittel reinigen. Nasse Lappen und Handtücher schnell trocknen, oft wechseln und heiß waschen. Auch Spülbürsten sollte man immer wieder reinigen und von Zeit zu Zeit austauschen.

Auf das richtige Brettchen achten: Rohe tierische Produkte nur auf Brettchen mit glatter Oberfläche bearbeiten. Kunststoffbretter haben den Vorteil, dass sie sich in der Geschirrspülmaschine leicht heiß reinigen lassen. Sowohl Kunststoff- als auch Holzbrettchen gehören in den Müll, wenn sie tiefe Ritzen aufweisen. Darin können Viren und andere Kleinstlebewesen, wie Bakterien, sehr gut überleben.

Auf die Temperatur achten: Hitze tötet nicht nur Viren – im Inneren sollte das Gericht mindestens zwei Minuten 70 Grad aufweisen. Mahlzeiten aus der Mikrowelle sollte man zwischendurch umrühren, um die Hitze zu verteilen. Das Essen nicht lange warm halten, sondern besser schnell abkühlen lassen und neu erhitzen.

Auch Kälte hält Mikroorganismen in Schach: Aber darauf muss man wirklich achten: Alles, was gekühlt werden muss, nach dem Kauf schnell in den Kühlschrank stellen – am besten direkt aus der Kühltasche. Fleisch und Fisch gehören ins kälteste Fach unten, Milchprodukte in die Mitte. Am wärmsten ist es oben. Dort hält sich z. B. Senf. Gemüse sollte im Gemüsefach lagern. Speisereste am besten in verschließbare Glasgefäße oder abgedeckt lagern. Der Kühlschrank darf nicht zu dicht bepackt werden, damit die Luft zirkulieren kann. Die Höchsttemperatur sollte 7 °C betragen.

Gefrorenes im Kühlschrank auftauen: Gefriert man Speisen ein, sterben Keime meist nicht ab, sie befinden sich nur im „Tiefschlaf". Taut man Gefrorenes im Kühlschrank auf, kann man damit ihre Vermehrung verhindern. Dafür das Gefriergut in eine Schüssel oder ein Sieb legen. Das Tauwasser sobald wie möglich entsorgen.

Welche Möglichkeiten hat das Immunsystem, um sich zur Wehr zu setzen?

Sobald unser Immunsystem die Virusinfektion bemerkt, wendet es verschiedene Strategien an, um die Eindringlinge zu bekämpfen, zum Beispiel:

Phagozytose: Die sogenannten „Fresszellen" unseres Immunsystems attackieren, fressen und verdauen die Viren. 400 000 weiße

Blutkörperchen enthält ein Blutstropfen. Bruchstücke der Eindringlinge präsentieren diese Fresszellen nun auf ihrer Oberfläche. Erkennt eine T-Helferzelle diese Bruchstücke, beginnt sie andere Immunzellen zu aktivieren, die die eingedrungenen Viren unschädlich machen. Die sogenannten Antikörper heften sich an die von den Viren befallenen Zellen, die sie erkennen und miteinander verkleben. In dieser Form kann der Körper sie dann beseitigen.

Andocken verhindern: Antikörper und spezielle Eiweiße unseres Immunsystems heften sich an die Viren, die noch nicht in Zellen eingedrungen sind, und hindern diese so daran, an die Wirtszelle anzudocken. Diese „verhinderten" Viren kann unser Immunsystem unschädlich machen; es ist Bestandteil der spezifischen Immunabwehr. Dazu gehören die Antigenpräsentierenden Zellen (APC) sowie zwei weitere Gruppen von Zellen: die sogenannten T- und B-Lymphozyten, die die Antikörper gegen Eindringlinge richten. Nach einem Befall durch Krankheitserreger bleiben spezifische Antikörper und Gedächtniszellen erhalten, um bei erneutem Kontakt mit dem Erreger binnen kurzer Zeit eine angemessene Abwehrreaktion zu ermöglichen.

Nachbarzellen informieren, Immunzellen herbeirufen: Befallene Wirtszellen schlagen sozusagen Alarm, indem sie den Botenstoff Interferon herstellen und ihn an Nachbarzellen abgeben. Dadurch werden die umliegenden Zellen, die ebenfalls von Viren befallen sind, gewarnt und das Interferon hemmt und verlangsamt die Vermehrung der Viren. Dazu kommt, dass das freigesetzte Interferon spezielle Immunzellen anlockt. Diese können die virusbefallenen Zellen zerstören und verhindern damit, dass weitere Viren in ihnen hergestellt werden.

Die Zellen des Immunsystems zirkulieren in den Blutgefäßen und Lymphbahnen; sie kommen in allen Geweben des Körpers vor. Das Immunsystem ist äußerst komplex. Dieses Abwehrsystem müssen die Viren ausschalten können, um uns krank zu machen.

Aufgrund unseres Immunsystems kommt es nicht immer zu einem Ausbruch der Vireninfektion. Es hängt davon ab, um welchen Erreger es sich handelt und wie unser gesundheitlicher Zustand ist. Folgende Faktoren sind dabei wichtig:

- Wie stark ist der Krankheitserreger? Man spricht in diesem Fall von „Virulenz".
- Wie stark ist das jeweilige Immunsystem?
- Wie hoch ist die Anzahl der Erreger?

Nicht jede Virusinfektion erfordert zwangsläufig das Einschreiten eines Arztes. Kleinere Infekte (z.B. eine Erkältung) kann der Körper in der Regel selbst bewältigen, sodass Medikamente – sofern man überhaupt welche hat, die die Viren ursächlich bekämpfen –, meistens nicht notwendig sind.

Leider gibt es jedoch auch Fälle, in denen unser Immunsystem mit der Virusinfektion alleine nicht fertig wird. Das geschieht zum Beispiel dadurch, dass das Virus so schnell Zellschäden hervorruft, dass dem Immunsystem nicht genug Zeit bleibt, dem Virus mit einer Immunreaktion Herr zu werden (z.B. beim Ebola-Virus). Eine andere Möglichkeit besteht darin, dass sich die Viren (z.B. bei Aids) in speziellen Zellen des Immunsystems vermehren und diese dabei zerstören. Dies schwächt das Immunsystem so stark, dass es sich nicht mehr wehren kann.

Welche Wirkungen lassen sich mit den hier vorgestellten Präparaten erzielen?

Es gibt verschiedene Möglichkeiten Viren zu „bremsen":

- *Hemmung der Neuraminidase:*
  Das Enzym (s. Anhang, *Lexikon*) Neuraminidase benötigen manche Viren, um sich von der befallenen Wirtszelle zu befreien. Wird das Enzym gehemmt, bleiben die Viren in der infizierten Zelle „eingeschlossen". Das führt zu ihrer Inaktivierung. Damit wird auch der Virenbefall benachbarter Zellen verhindert und eingedämmt.
- *Steigerung der Interferonbildung.*
- *Steigerung der Phagozytenfunktion* (Phagozyt, s. Anhang, *Lexikon*):
  Wie Sie bereits gelesen haben, sind Phagozyten Bestandteil unseres Immunsystems. Sie „fressen" sozusagen die Viren und andere Krankheitserreger. Eine deutliche Verbesserung der Funktion dieser Zellen im Blut konnte für Umckaloabo (s. S. 184) nachgewiesen

werden. Hinzu kommt die Bildung sogenannter reaktiver Sauer-
stoffarten, die die phagozytierten Erreger zusätzlich schädigen.

– *Hemmung der RNA- oder DNA-Polymerase*: Dies entdeckte man
zum Beispiel in dem Wirkstoffgemisch der Mariendistelfrüchte
(s. S. 70, Silymarin). Im Modellversuch hemmte Silymarin die RNA-
Polymerase. Dieses Enzym ist im Wesentlichen für die Vermehrung
des Virus nötig.

Verschiedene Virus-Typen

Um sich bei der Fülle verschiedenster Viren leichter zu tun, unterteilt
man diejenigen, die Menschen krank machen, nochmals in DNA- und
RNA-Viren. DNA und RNA sind die Abkürzung für Desoxyribo-
nukleinsäure (DNA, mit A für engl. *acid* = Säure) und Ribonukleinsäure. Beide sind die biochemische Form der Erbsubstanz, die wir
auch in unseren Zellen haben, die DNA im Zellkern, die RNA außerhalb davon. Sie unterscheiden sich etwas in ihrer Biochemie. Viren
genügt zur Ausprägung ihrer Eigenschaften eine Sorte des Erbmate-
rials, also DNA oder RNA.

Neben der Form der DNA gibt es noch andere Einteilungskriterien,
etwa die Symmetrie der Virushülle. Zahlreiche DNA-Virus-Kapside
haben zum Beispiel eine kubische Form, ihr Kapsid gleicht also einem
vielflächigen Würfel (lat. *cubus* = Würfel). Viele davon sind Ikosaeder
(Zwanzigflächner). Andere Kapside haben zwar keine Würfelform,
sind aber trotzdem regelmäßig gebildet (z. B. Pockenviren). Man
unterscheidet drei große Gruppen:

DNA-Viren

DNA-Viren enthalten in ihrer Erbsubstanz nur DNA. Sie reicht aus,
um sich in den Wirtszellen zu vermehren, die Zelle umzuprogram-
mieren, sodass sie nur noch Viren produziert. Sie haben eine Eiweiß-
kapsel, das sogenannte Kapsid, um ihre DNA zu schützen. Auch die
DNA kann in unterschiedlichen Variationen vorliegen. Dies ermöglicht es Wissenschaftlern, DNA-Viren verschiedenen Virusfamilien
zuzuordnen. Die wichtigsten der 20 DNA-Virusfamilien sind:

1. Herpesviren (z. B. Herpes-simplex-Virus, Zytomegalievirus)
2. Papillomaviren (z. B. humanes Papillomavirus)
3. Parvoviren (z. B. Parvovirus)
4. Adenoviren (z. B. humane Adenoviren)
5. Pockenviren (z. B. Variolavirus)
6. Hepadnaviren (z. B. Hepatitis-B-Virus)

Die Struktur der DNA-Viren ist relativ stabil. Bei ihnen kommt es seltener zu Veränderungen im Erbgut (sogenannte Mutationen).

Außerdem nutzen DNA-Viren ein spezielles Enzym der Wirtszelle, die DNA-Polymerase, eine Art Korrektureinheit der Zelle. Auch diese Eigenschaft sorgt dafür, dass das Erbgut von DNA-Viren stabiler ist und es seltener zu Mutationen kommt.

RNA-Viren

Im Unterschied zu DNA-Viren besteht die Erbinformation dieses Virustyps aus RNA, der Ribonukleinsäure.

Auch bei den RNA-Viren gibt es um das Erbgut herum eine schützende Struktur: das Kapsid. Wie bei den DNA-Viren kann es unterschiedliche Formen haben. Bei ihnen findet man Kapside mit einer:
- *kubischen Symmetrie*: vielflächiger Würfel, z. B. Ikosaeder (Zwanzigflächner),
- *komplexen Symmetrie*: Kapside mit regelmäßiger Form, aber ohne eindeutige Symmetrie.

Manche dieser RNA-Viren sind, außer dem Kapsid, von einer weiteren Hülle umgeben. Je nach diesen Strukturmerkmalen teilt man die RNA-Viren in bestimmte Familien ein. Zu den wichtigsten Krankheitserregern beim Menschen gehören zum Beispiel:
- Picornaviren (z. B. Polio-Virus, Coxsackie-Viren; s. Anhang, *Lexikon*)
- Hepeviren (z. B. Hepatitis-E-Virus)
- Reoviren (z. B. Rotavirus)
- Coronaviren (z. B. SARS-Virus)
- Togaviren (z. B. Röteln-Virus)
- Flaviviren (z. B. FSME-Virus, Dengue-Virus)

- Arenaviren (z. B. Lassa-Virus)
- Filoviren (z. B. Ebola-Virus)

Das Erbgut dieser Viren ist aufgrund seiner chemischen Struktur nicht ganz so stabil wie das Erbgut von DNA-Viren. Die Folge ist, dass man bei Ihnen Erbgutveränderungen, also Mutationen, häufiger findet als bei DNA-Viren. Ihre Vermehrung läuft genauso ab wie die der DNA-Viren.

Retroviren

Bei den Retroviren (*Retroviridae*) handelt es sich um umhüllte, kugelförmige RNA-Viren. Sie transportieren im Viruspartikel zusätzlich ein Enzym (s. Anhang, *Lexikon*) namens Reverse Transkriptase, an dem alternative Heilmethoden ansetzen. Vermehrt sich das Virus, wird die RNA mithilfe dieses Enzyms in eine DNA-Zwischenstufe überführt, die in das Erbgut, also die DNA der Wirtszelle, eingebaut wird.

Typisch für Retroviren ist, dass von der Infektion bis zum Ausbruch der Erkrankung mitunter Jahre vergehen können. Einige Wissenschaftler meinen, dass Multiple Sklerose (MS) durch sie verursacht wird. Wie zum Beispiel für MS typisch, hat die Erkrankung selbst meist auch einen langsamen, chronischen Verlauf. Ein verwandtes Virus ist ein Vertreter der Lentiviren: das Aids-Virus (Humanes Immundefizienz-Virus = HIV), das ebenfalls zu den Retroviren gehört.

Viren und Antibiotika

Warum helfen konventionelle Antibiotika nicht gegen Viren?

Konventionelle Antibiotika wirken definitionsgemäß nur gegen Bakterien und sie enthalten üblicherweise nur einen Wirkstoff. Krankheiten wie Erkältungen, die durch Viren verursacht werden, können infolgedessen durch die üblichen Antibiotika nicht geheilt werden, da sie einer völlig anderen Gruppierung als Bakterien angehören. Aus sogenannten pflanzlichen Antibiotika wird üblicherweise jedoch keine einzelne Substanz isoliert oder chemisch entwickelt und angewendet, sondern ganze Pflanzen oder Teile davon – und einige Stoffe in diesem Substanzcocktail wirken auch gegen Viren. Daher ist der Begriff „pflanzliche Antibiotika" eigentlich nicht korrekt. Keimhemmende – beziehungsweise keimtötende – Wirkung haben zum Beispiel ätherische Öle, wie sie in Gewürzpflanzen enthalten sind, etwa Thymian, Rosmarin und Salbei (s. folgende Kapitel). Ätherische, also flüchtige Öle, bestehen aus einer Mischung verschiedener Stoffe, die der Pflanze zur Selbstverteidigung und Selbstheilung dienen. Setzt sich das Pflanzentherapeutikum aus mehreren ätherischen Ölen zusammen, kann es meist ein sehr breites antimikrobielles Spektrum abdecken und gegen zahlreiche Krankheitserreger wirksam sein. Bekannte Beispiele für Pflanzen mit mehreren antibiotisch wirkenden Inhaltsstoffen sind zum Beispiel Knoblauch (es enthält u. a. Allicin, das eine dem Penicillin ähnliche Wirkung hat), Isländisch Moos (Flechtensäuren) und Efeu (Saponine).

Nicht nur, dass Antibiotika gegen Viren nicht wirken, es gibt auch Hinweise, dass Kinder, die sehr früh ein Antibiotikum verabreicht bekommen, im Alter von sieben Jahren etwa 2,5-mal häufiger an Asthma leiden und doppelt so häufig von einer Allergie betroffen sind. Das Problem der Resistenz (Unempfindlichkeit) beginnt oft schon nach Einnahme der ersten Tablette und hält lange an. Das ist auch nicht weiter verwunderlich. Man hatte mit Resistenzen jahrzehntelange Erfahrungen im Bereich der Pestizide (Schädlingsbekämpfungsmittel). Sie richten sich in erster Linie gegen Insekten – und auch sie werden relativ rasch resistent gegen die Wirkstoffe. Einer der unzähligen Nachkommen verträgt den Wirkstoff oder kann ihn chemisch verändern. Ja, es gibt sogar Exemplare, die abhängig sind von der Substanz und es nicht überleben würden, wenn man das Pestizid nicht mehr anwendet. Klar ist, dass Bakterien, die deutlich kleiner sind und eine wesentlich höhere Vermehrungsrate aufweisen als Insekten, umso schneller unempfindlich werden. Viren sind noch einmal kleiner und haben eine noch höhere Vermehrungsrate, daher werden auch sie gegen einen Wirkstoff (sogenannte „Antiviralia" oder „Virostatika") schnell unempfindlich. So liegen die Raten der resistenten Viren gegen das Virenmittel Oseltamivir zwischen 12,3 und 98 Prozent!

Kein beruhigendes Resultat. Auch gegen Neuraminidasehemmer (s. S. 23) gibt es Resistenzen. Leider ist das auch schon für das Aids-Medikament Aciclovir bekannt. Es wirkt hauptsächlich dadurch, dass es die DNA-Polymerase (s. S. 24) der Viren hemmt und sie so an der Vermehrung hindert.

Gegen einzelne Wirkstoffe können Krankheitserreger – nicht zuletzt aufgrund ihrer riesigen Anzahl an Nachkommen –, offensichtlich immer Resistenzen entwickeln. Oder ein Exemplar ist es bereits von vorneherein und kann sich dadurch gnadenlos vermehren, da die Konkurrenz nun kleiner ist. Daher sind Phytopharmaka, mit ihrer Mischung aus verschiedenen Wirkstoffen, besser.

Aufgrund der bereits vorliegenden Erfahrungen verwundert der intensive Gebrauch von Antibiotika daher sehr. Klar ist: Da erzielt eine ganze Branche offensichtlich lohnende Gewinne auf Kosten anderer, zum Beispiel von Ihnen!

Aber sehen wir uns einen der pflanzlichen Wirkstoffe an.

Senföle gegen Lungenerkrankungen

Senföle und sogenannte Glucosinolate (spezielle Zuckerverbindungen, die zu den sekundären Pflanzenstoffen gehören), sind charakteristi-

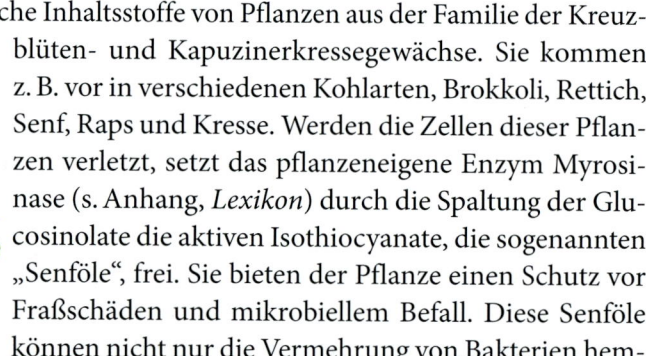

sche Inhaltsstoffe von Pflanzen aus der Familie der Kreuzblüten- und Kapuzinerkressegewächse. Sie kommen z. B. vor in verschiedenen Kohlarten, Brokkoli, Rettich, Senf, Raps und Kresse. Werden die Zellen dieser Pflanzen verletzt, setzt das pflanzeneigene Enzym Myrosinase (s. Anhang, *Lexikon*) durch die Spaltung der Glucosinolate die aktiven Isothiocyanate, die sogenannten „Senföle", frei. Sie bieten der Pflanze einen Schutz vor Fraßschäden und mikrobiellem Befall. Diese Senföle können nicht nur die Vermehrung von Bakterien hemmen, sondern wirken auch gegen Viren und Pilze.

Senfsamen

Meerrettich und Kapuzinerkresse sind zwei typische Pflanzen, die Senföle und Glucosinolate enthalten. Die Inhaltsstoffe der beiden bekämpfen mehr als 13 Bakterienarten – sogar einige der besonders gefährlichen und resistenten Erreger wie die multiresistenten

Staphylokokken, auch bekannt unter der Abkürzung MRSA. Und diese keimhemmende Wirkung macht sich auch der Mensch zunutze. Schon vor langer Zeit verwendete man Senf mit seinem hohen Gehalt an Senfölen als Arzneimittel. Zur schnellen Heilung strich man ihn auf Wunden. Diese Eigenschaft ist auch von anderen Scharfmachern bekannt.

Meerrettich

Die Senföle zählen heute zu den am besten untersuchten arzneilich wirksamen Pflanzensubstanzen. Sie haben den Vorteil, dass sie nicht nur gegen Bakterien, sondern auch gegen Viren wirken, wie verschiedene Untersuchungen belegen. Infolgedessen eignen sie sich sehr gut zur Behandlung unkomplizierter Atemwegsinfekte. Und im Gegensatz zu zahlreichen anderen Heilpflanzen, deren Wirkungsweise oft unklar ist, kann man die keimhemmende Wirkung von Kapuzinerkresse und Meerrettich eindeutig auf die Senföle zurückführen. Setzt man sie tatsächlich bei dieser Art von Atemwegsinfektionen ein, können mit ihrer Hilfe auch die hocheffektiven und überlebensnotwendigen chemisch-synthetischen Antibiotika für ernste und bedrohliche Erkrankungen aufgespart werden.

Kapuzinerkresse

Nach ihrer Aufnahme in das Blut zirkulieren die Senföle an Eiweiße gebunden in unserem Kreislauf und reichern sich schließlich in der Lunge und in den ableitenden Harnwegen an. Dort töten sie dann Erkältungsviren und Bakterien ab. Deshalb sind sie sinnvoll in der Anwendung von Atemwegs- (Erkältung, grippaler Infekt) und Harnwegsinfekten. Dadurch, dass diese pflanzlichen Wirkstoffe bereits im oberen Darmabschnitt ins Blut gelangen, greifen sie die „guten" Darmbakterien nicht an. Die im Darm natürlich vorkommenden Bakterien sind für unsere Verdauung und ein funktionierendes Immunsystem wichtig. Während sie durch den häufigen Gebrauch klassischer Antibiotika nachhaltig geschädigt werden, trifft dies für Senföle offensichtlich nicht zu. Ihre gute Wirksamkeit und Verträglichkeit wurde auch in zahlreichen Studien belegt. Resistenzentwicklungen kennt man bisher trotz jahrzehntelanger Anwendung keine und sind aufgrund des breiten Wirkspektrums nicht zu erwarten.

Es gibt auch Studien, die zeigten, dass die Wirkstoffe wiederkehrende Harnwegs- und Atemwegsinfekte verhindern können. Eine Untersuchung wies deutlich nach, dass die Kombination aus Kapuzinerkresse und Meerrettich in der Vorbeugung von unkomplizierten Atemwegserkrankungen sehr wirkungsvoll ist. In der Vergleichsgruppe, die keine dieser Wirkstoffe erhielt, traten fast doppelt so häufig Erkältungen auf. Dadurch wurde die vorbeugende Wirkung von Kapuzinerkresse und Meerrettich bei Erkältungen deutlich.

Um ausreichende Mengen an Senfölen aufzunehmen, bekommt man Meerrettich und Kapuzinerkressenkraut in kombinierter und konzentrierter Form rezeptfrei in Apotheken. Es gibt auch ein Fertigpräparat (Angocin®), das in einer Tablette 200 mg Kapuzinerkressenkrautpulver und 80 mg Meerrettichwurzelpulver enthält.

Die Wirkstoffe des pflanzlichen Kombinationspräparates hemmen auch die Vermehrung des pandemischen Influenza-Virus H1N1 (aktuelles Influenzavirus) in menschlichen Lungenzellen. Dieses Virus gehört zu den Virenarten, die sehr schnell ihr Erbgut verändern und Resistenzen bilden. Erst durch die Kombination von Meerrettich und Kapuzinerkresse und der in ihnen enthaltenen ITC wurde ein besonders großes antiinfektives Erregerspektrum erreicht. (Für Fachleute: Die drei Isothiocyanate, kurz ITC, sind das Benzylisothiocyanat aus der Kapuzinerkresse sowie 2-Phenylethylisothiocyanat und Allylisothiocyanat aus dem Meerrettich.)

Die Senfölkombination ermöglicht eine direkte Bekämpfung der Erreger von Erkältungskrankheiten, insbesondere auch der Rhinoviren. Da sie außerdem gut vertragen werden – auch von Kindern –, lässt sich das pflanzliche Arzneimittel auch bei häufig wiederkehrenden Atemwegsinfektionen verwenden.

Impfungen – der totale Schutz vor Viren?

Impfungen bieten oft einen hervorragenden Schutz insbesondere vor tödlichen Viren und auch vor solchen, die die Lebensqualität massiv beeinträchtigen. Man denke nur an Kinderlähmung (Polio) und Pocken. Überlebte man Letzteres, war man anschließend oft so entstellt, dass man sich kaum mehr unter Menschen traute – eine schreckliche Vorstellung.

Da ich als Kind jede Impfung gut vertragen hatte, ohne Fieber oder sonstige Nebenwirkungen, war ich ein absoluter Impfbefürworter. Dies obendrein, da ein befreundetes Ehepaar meiner Mutter ihr einziges Kind durch Keuchhusten verloren hatte. Eine für mich wirklich schreckliche Vorstellung, die mich veranlasste, mein Kind dagegen impfen zu lassen.

Dann aber besuchte ich ein beruflich bedingtes Seminar und einer der Referenten arbeitete bei einer Firma, die Impfstoffe herstellte. Er berichtete von einem Kollegen, der im Selbstversuch einen Impfstoff testete. Das Ergebnis: eine geistige Behinderung. Seitdem sehe ich mir die Debatte um Impfungen sehr vorsichtig an und befürworte nicht mehr jede Impfung.

Die folgenden Erkenntnisse stammen aus einer hervorragenden Artikelserie zum Thema Impfungen aus dem Naturheilkunde-Journal (s. Anhang, *Quellen*). Hier kamen Ärzte zu Wort, die weder absolute Impfbefürworter noch Impfgegner sind, aber die hohe Anzahl an Impfungen kritisch sehen.

Was ist eine Impfung eigentlich?

Ein Impfstoff enthält entweder den abgeschwächten Krankheitserreger oder nur seine harmlosen Bestandteile. Unser Immunsystem erkennt die fremden Strukturen und bildet sogenannte Antikörper dagegen. Man lässt also sozusagen den Körper „lernen", auf die für den Organismus gefährlichen Krankheitskeime erfolgreich zu reagieren. Gelangt nach der Impfung derselbe Erreger in den Körper, kann der Eindringling in der Regel schnell erkannt und unschädlich gemacht werden. Das ist zwar noch nicht bei allen viralen Erkrankungen möglich, aber bei vielen, z. B. bei der Kinderlähmung. Bei HIV (Aids) oder Hepatitis C ist dies aufgrund der komplizierten Eigenschaften der Viren bisher nicht gelungen.

Sogar Samuel Hahnemann, der Vater der Homöopathie, empfahl Impfungen.

Was ist kritisch zu sehen?

Säuglinge und Kleinstkinder erhalten innerhalb der ersten 14 Monate nach der Geburt 22 Impfungen mit insgesamt 35 Einzel-Impfstoffkomponenten – Tendenz steigend. Der Mediziner Dr. Hartmut Dorstewitz (s. Anhang, *Quellen*) sieht Fünffach- bzw. Sechsfach-Impfungen als kritisch an und vertritt die Ansicht, dass sie – wenn überhaupt – nicht vor dem sechsten Lebensmonat durchgeführt werden sollten. Eine Impfung stellt eine hohe Belastung für den jungen Organismus dar.

Dr. Klaus Hartmann (s. Anhang, *Quellen*) sieht es als Manko an, dass es in Deutschland für Autoimmunerkrankungen kein Register gibt. Deshalb haben es Betroffene sehr schwer, eine Impfung in Zusammenhang mit ihrer Erkrankung – so sie dennoch auftritt – zu belegen.

Hält eine Impfung ein Leben lang vor?

Leider hält der Infektionsschutz nicht ein Leben lang vor. Bei Masern zum Beispiel wirkt der Impfschutz immer kürzer. Dann sind Auffrischungsimpfungen erforderlich, denn als Erwachsener ist die Komplikationsrate doch relativ hoch.

Man weiß inzwischen, dass der Immunschutz anhaltender und auch kräftiger ist, wenn man eine Infektion durch sogenannte „Wildviren" oder natürliche Viren in Form einer Kinderkrankheit durchgemacht hat. Dann ist es sogar möglich, dass man einen lebenslangen Schutz hat.

Eine allgemeingültige Aussage kann man hier kaum treffen, denn so unterschiedlich die Biologie von Lebewesen nun einmal ist, so unterschiedlich sind auch die Menschen. Nach einer Masernimpfung hat man zum Beispiel einen kurzfristigen Schutz von 90–95 %. Aber bereits nach einem Jahr hat jeder Fünfte keinen ausreichenden Impfschutz mehr.

Wie sinnvoll ist eine „Durchimpfung"?

Mithilfe einer „Durchimpfung", das heißt, einer flächendeckenden Impfung der gesamten Bevölkerung, möchte man bestimmte Krankheitserreger ausrotten. Das klingt gut, funktioniert aber leider nicht so einfach. Tatsächlich konnte man bislang noch keine einzige Infektionskrankheit wirklich ausmerzen, obwohl das immer wieder behauptet wird. Als Beispiele wären die USA und Gambia zu nennen, die eine nahezu vollständige Durchimpfungsrate gegen Masern erreicht haben. Trotzdem treten in beiden Ländern regelmäßig Masernepidemien auf, zum Teil mit schwerem Verlauf.

Das liegt daran, dass der Impfschutz, den man im frühesten Kindesalter erhält, nicht zwangsläufig auch bis ins Erwachsenenalter anhält. Eine Schwangere kann dann unter Umständen nicht mehr genügend Antikörper an das Ungeborene und neugeborene Kind übertragen. Dadurch können beide erkranken und das oft noch in wirklich ungünstigen Zeiträumen und mit deutlich höherer Komplikationsrate. Das heißt: Es müssten immer wieder Auffrischungsimpfungen durchgeführt werden, wie auch von offizieller Seite empfohlen. Da aber weltweit immer mehr Infektionen entstehen oder dazukommen, wäre man eigentlich das ganze Leben mit Impfungen beschäftigt.

Es gibt auch sogenannte „Non-Responder", also Menschen, die nach einer Impfung überhaupt keine bzw. nur vernachlässigbar wenige Antikörper bilden. Dazu kommt, dass eine gewisse Anzahl an Menschen aus medizinischen Gründen nicht geimpft werden dürfen.

Das Immunsystem wird überlastet

Dr. Dorstewitz erklärt: „Je mehr Impfungen durchgeführt werden, desto stärker werden das unspezifische und spezifische Immunsystem überlastet. Und das führt zu einer deutlichen Zunahme von Infektanfälligkeit und Allergien. Zudem wird vermutet, dass sich viele Impfungen gegenseitig in Wirkung und Wirkungsdauer abschwächen."

Wie können sich Schwangere und ihr Nachwuchs schützen?

Wichtig ist, bei aller Kritik an Impfungen, eine Röteln-Impfung von Frauen. Eine Röteln-Infektion kann sich bei manchen Schwangeren, wenn auch selten, in den ersten drei Monaten auf den Embryo übertragen und Missbildungen hervorrufen. Aber bestimmt muss man nicht sofort nach der Geburt impfen lassen. Bei Mädchen sollte zuerst eine Impftiterbestimmung durchgeführt werden, um zu sehen, ob aufgrund einer irgendwann vorher durchgemachten Röteln-Erkrankung der Schutz ausreichend ist. Gegebenenfalls sollten Mädchen in oder nach der Pubertät dann geimpft werden.

Weitere dringend erforderliche Impfungen

Zur Vermeidung von schweren Infektionen sollte man sich regelmäßig gegen Tetanus impfen lassen, dessen Erreger weit verbreitet ist. Aber auch hier ist eine Titerbestimmung vorab angesagt, um festzustellen, ob eine Auffrischungsimpfung überhaupt erforderlich ist. Mithilfe der Titerbestimmung kann man sogenannten Überimpfungen vorbeugen, vor denen gewarnt wird, da sie zu allergischen Reaktionen führen können.

Impfschäden real oder doch nicht vorhanden?

Von offizieller Seite wird ein Zusammenhang zwischen Impfung und Folgeschäden bestritten. Ob aber bestimmte Autoimmunerkrankungen inklusive Multiple Sklerose, Diabetes mellitus oder Hashimoto-Thyreoiditis auf eine oder mehrere Impfungen zurückzuführen sind, werden wir wohl so schnell nicht sicher wissen. Dies insbesondere auch deshalb, da dies schwierig festzustellen ist und die Krankheiten nach einer mehr oder weniger langen Latenzzeit (beschwerdefreier Zeitraum zwischen Infektion und ersten Krankheitszeichen) auftreten. Gerade die Vielfach-Impfstoffe scheinen nicht unbedingt harmlos zu sein. Immerhin wurde einer der Sechsfach-Impfstoffe vom Markt genommen, als man vermutete, dass einige Todesfälle die Folge waren.

Dr. Hartmann meint dazu, dass man sich die Empfehlung für eine neue Impfung vom Arzt genau erklären lassen sollte. In diesem Zusammenhang ist wichtig, ob die Sicherheit der Impfung wirklich belegt ist. Interessant ist auch zu erfahren, wie gefährlich die Erkrankung ist, gegen die geimpft werden soll. Auch die Studien dazu sollte man sich zeigen lassen, anhand derer man erkennen kann, wie die Sicherheitsnachweise durchgeführt wurden.

Eine gute Informationsquelle für Impfentscheidungen ist die Seite des Vereins der „Ärzte für individuelle Impfentscheidung" unter: *www.individuelle-impfentscheidung.de*

Sind Mehrfachimpfungen sinnvoll?

Mehrfachimpfungen sind für viele Menschen sinnvoll: Sie sparen Zeit und damit Kosten und vereinfachen die Handhabung für den Hersteller und den Arzt; auch der Impfling muss nur einmal gespritzt werden. Dennoch wären zumindest individuelle Impfentscheidungen der Eltern möglich, gäbe es noch Dreifach- bis Vierfach-Impfungen. Aber die Pharmaindustrie bietet solche Möglichkeiten kaum mehr an.

Welche Impfungen sind überflüssig?

Dr. Hartmut Dorstewitz hält nach über 30-jähriger ärztlicher Praxis Impfungen gegen Windpocken, Influenza und Rotaviren für überflüssig. Auch Röteln bei Jungs und Mumps bei Mädchen sind seiner Meinung nach unnötig.

Röteln bzw. Mumps sollten ganz natürlich im Kindesalter durchgemacht werden, allerdings nicht nach der Pubertät, denn Mumps kann zu Unfruchtbarkeit beim erwachsenen Mann führen.

Umstrittene Impfungen

Bei Masern müssen die Eltern individuell entscheiden, da selbst Experten unterschiedlicher Meinung sind. Das gilt auch für Hepatitis, das FSME-Virus (übertragen durch Zeckenbiss) und HPV (Gebärmutterhalskrebs).

Wie gefährlich sind die Zusatzstoffe in den Impfpräparaten?

Ein moderner Impfstoff besteht in der Regel aus einer Mischung von einem Impfantigen (in der Regel der Bestandteil eines Mikroorganismus, hier eines Virus) und einem sogenannten „unspezifischen Immunverstärker", als Adjuvans bezeichnet. Diese Hilfsstoffe benötigt man, da durch die ausschließliche Zufuhr des Impfantigens meistens keine ausreichende Immunreaktion hervorgerufen werden kann. Das Problem dabei ist, dass man ihre Wirkung immer noch nicht vollständig versteht. Vorwiegend werden als Adjuvans Aluminiumverbindungen eingesetzt. Durch diese Verbindungen können bei einer Reihe von Geimpften Autoimmunerkrankungen ausgelöst werden. 2009 trat bei einigen Jugendlichen, die mit dem Pandemie-Grippeimpfstoff Pandemrix geimpft wurden, die seltene Autoimmunerkrankung Narkolepsie auf.

Leider sollen in manchen Impfstoffen sogar Antibiotika enthalten sein, die aufgrund ihrer Gesundheitsschädlichkeit eigentlich gar nicht mehr zugelassen sind. Sie können Resistenzen und Allergien hervorrufen. Auch Aluminium kann möglicherweise zu Hirnschäden und Osteoporose führen. Selbst Hühnereiweiß (ein Ei pro Einzelimpfstoff) kann Allergien auslösen. Diese Zusatzstoffe können insbesondere bei sehr kleinen Kindern (bis zu drei Monaten) stärkere Auswirkungen haben als bei Erwachsenen. Je häufiger geimpft wird, desto mehr sollte man darüber nachdenken.

Die HPV-Impfung für Mädchen

Gebärmutterhalskrebs (im Fachjargon „Zervixkarzinom") ist zweifelsfrei eine schlimme Erkrankung und ihre Ausrottung wäre mehr als hilfreich. Das versucht man mit einer Impfung. Der HPV-Impfstoff (HPV = Humanes Papillom-Virus) Gardasil ist allerdings umstritten. Aufgrund schwerer Nebenwirkungen wird er in Japan nicht mehr empfohlen, bei uns wird er jedoch immer noch angeraten.

Es ist ganz klar, dass es auch andere Vorbeugungsmaßnahmen gibt gegen die Erkrankung, etwa die Krebsvorsorge. „Um einem Zervixkarzinom vorzubeugen, kann z. B. allein durch den Lebensstil das

Risiko einer Erkrankung gemindert werden", so Prof. Dr. Wenderlein von der Universität Ulm. So steigt das Risiko, an einem derartigen Krebs zu erkranken, bei Raucherinnen um 70 Prozent!

Jede Frau sollte sicher sein, dass der Partner auf Sauberkeit achtet. Ist sie unsicher, sollte sie auf ein Kondom bestehen. Damit lassen sich Infektionen zu 70 Prozent und Hautveränderungen zu fast 100 Prozent verhindern.

Berücksichtigt man diese Vorsorgemaßnahmen, ist gemäß Prof. Wenderlein die Studienlage so unsicher, dass man keine generelle Risiko-Nutzen-Bewertung zur Impfung abgeben kann. Nimmt die Frau an regelmäßigen Vorsorgeuntersuchungen teil und raucht nicht, ist ihr Sterblichkeitsrisiko für diesen Krebs sehr gering. Selbst durch eine Impfung wird sich dieses Risiko kaum senken lassen, zumal die Erkennungsmöglichkeiten für Krebszellen dieser Art ausgezeichnet sind.

Was kann man tun, wenn man an einer Nebenwirkung leidet?

Es ist schwierig, eine Nebenwirkung infolge einer Impfung anerkannt zu bekommen: Betroffene können sich an das Paul-Ehrlich-Institut wenden. Im Internet gibt es Meldeformulare auf der Internetseite *www.pei.de*. (In der linken Rubrik „Patienten und Verbraucher" findet sich der entsprechende Link zu den Formularen.)

Was sagt die *Stiftung Warentest* zur Grippeimpfung?

Die *Stiftung Warentest* gibt zum einen Tipps für den richtigen Zeitraum: Oktober und November sind die besten Monate für den jährlichen Pieks. Dann weist sie darauf hin, dass es für Kinder von 2 bis 17 Jahren seit 2012 statt der Spritze die Möglichkeit eines Nasensprays gibt – für Erwachsene ist das nicht zugelassen. Außerdem werden Kinder durch die Impfung besonders gut geschützt, da ihre Immunantwort besonders hoch ist. Da die Youngsters auch viele soziale Kontakte haben, können sich die Viren in und an ihnen sehr gut vermehren. Zudem hätten die 0- bis 14-Jährigen die höchste Erkrankungsrate und die Komplikationsrate sei bei Kleinkindern „vergleichsweise hoch".

Infolge ihrer zahlreichen sozialen Kontakte wird die Verbreitung der Viren reduziert, was auch viele andere Personengruppen schützt. Dies zeigte auch eine Studie aus Florida, USA. Wenn die Krankheit dennoch ausbricht, verläuft sie bei Geimpften in der Regel meist milder.

Die Stiftung arbeitet in ihren Ratschlägen mit der „Ständigen Impfkommission" (Stiko) zusammen, die ihre Empfehlungen im *Epidemiologischen Bulletin* des Robert-Koch-Instituts (RKI) veröffentlicht.

Für Erwachsene rät sie nicht generell zu eine Grippeimpfung. Bei Personen jenseits der 60 sei die Empfehlung schwierig, da das Immunsystem mit zunehmendem Alter schwächer wird und immer schlechter auf die Impfung reagiert. Somit bietet sie keinen zuverlässigen Schutz. Deshalb sollte man sich hier an seinen Arzt wenden. Alle übrigen (Schwangere, chronisch Kranke, medizinische Berufe mit vielen Kontakten zu Erkrankten etc.) werden an ihren Hausarzt verwiesen.

Broschüren mit Informationen für Risikogruppen erhalten Sie bei der Bundeszentrale für gesundheitliche Aufklärung (im Internet unter *www.bzga.de*), oder über das Impfportal *www.impfen-info.de*. Wenn Sie sich über Empfehlungen der Stiko informieren wollen, so erhalten Sie diese vom Robert-Koch-Institut (*www.rki.de/impfen*). Beim Paul-Ehrlich-Institut erhalten Sie Informationen über Grippeimpfstoffe und ihre Zusammensetzung (*www.pei.de/influenza-impfstoffe*).

Fazit

Nach wie vor ist es schwierig, sich für oder gegen eine Impfung zu entscheiden. Auch die Lebensumstände müssen genau betrachtet werden. Ganz leicht ist es bei folgenden Impfungen, die selbst Dr. Dorstewitz empfiehlt:
– Tetanus
– Diphtherie
– Polio
– HIB (bakterielle Infektion, die bei Kleinkindern Hirnhautentzündungen hervorrufen und die im frühen Kindesalter zu schweren bis tödlichen Verläufen führen kann)
– Röteln bei Mädchen
– Mumps bei Jungs

Gibt es auch „gesunde" Viren?

Bei den Bakterien gibt es viele, die gesund sind, etwa die Darmbakterien, oder direkt gesunde Nahrungsmittel für uns produzieren, z.B. die Milchsäurebakterien. So enthält ein Gramm Salami eine Milliarde Bakterien, die uns nicht schaden, sondern sogar gut für unsere Gesundheit sind. Von Viren kennt man dies nicht.

Zukunftsmusik sind Therapien, bei denen man Viren zur Heilung von Krankheiten einsetzen kann. Man forscht an Methoden, um mithilfe von Viren Krebs zu bekämpfen. Dafür will man Viren in den Körper einschleusen, die den Tumor auflösen können. Weitere Impfstoffe zur Vorbeugung und Therapie von Infektionskrankheiten sowie die Gentherapie, um Erbkrankheiten verhindern zu können, wären sicher interessant. Ob es dazu kommen wird, zeigt die Zukunft.

Einige Methoden, die mit Viren arbeiten, kennt man schon. So will man spezielle Bakteriophagenviren – das sind Viren, die auf spezielle Bakterien spezialisiert sind – einsetzen, um eine Waffe gegen multiresistente Keime zu haben. Der NDR berichtete in diesem Zusammenhang von einem ungewöhnlichen Therapieerfolg. Das Brisante daran war, dass die entsprechenden Bakterien einer jungen Frau fast ihr Bein gekostet hätten, denn sie hatte eine Wunde am Bein, die nicht abheilte. Kein Antibiotikum half, da die Bakterien gegen alle angewendeten Wirkstoffe resistent waren. Doch die Bakteriophagen befielen diese Bakterien und töteten sie ab. Inzwischen ist die Patientin wieder gut zu Fuß und ihre Wunden sind Geschichte.

In den früheren Ostblockstaaten wird schon lange auf Bakteriophagen gesetzt. Und das funktioniert so: Trifft ein Phage auf „sein" spezielles Bakterium, heftet er sich an dessen Zellwand und injiziert sein Erbgut. Dieses programmiert die Bakterienzelle um, und sie muss Phagen-Erbsubstanz produzieren. Es entstehen zahlreiche neue Phagen. Schließlich sind so viele dieser Viren im Bakterium enthalten, dass es platzt. So werden die neuen Phagen freigesetzt und diese attackieren wiederum ihre Wirte, bis alle Bakterien abgetötet sind, auf die das Virus spezialisiert ist. Das ist dann das Aus der Bakteriophagen, denn sie haben keinen Wirt mehr. Um diese Viren als Medikament nutzen zu können, sind allerdings noch viele Studien erforderlich, die auch finanziert werden müssen. Das Leibniz-Institut in Braunschweig verfügt über die größte Phagensammlung in Deutschland. Dort lagern mehr als 450 verschiedene Phagen zu Forschungszwecken. Leider wird die entsprechende Therapie in Deutschland bisher nur in Ausnahmefällen eingesetzt – als individueller Heilversuch –, wenn alle anderen Maßnahmen versagt haben. Auch da wird man selbst zur Kasse gebeten und die Krankenkasse zahlt nicht. Der Arzt trägt dabei außerdem das Risiko, ein nicht zugelassenes Medikament einzusetzen.

Völlig verblüffend sind Viren, die im Fruchtkörper des Shiitake-Pilzes in großen Mengen vorkommen. Man kann sie leicht aus den Pilzen gewinnen. Tatsächlich stellten Forscher anhand künstlich hervorgerufener Leukämie an Versuchstieren fest, dass die Tumorhemmung mit einem virushaltigen Pilzextrakt 80,7 Prozent betrug. Die Wissenschaftler folgerten, dass der antitumorale Infekt genauso hoch ist wie bei Lentinan, einer antitumoralen Substanz, die ebenfalls in Shiitake (s. *Teil V*) vorkommt. Möglicherweise verstärken sich die Viren und die Substanz gegenseitig.

Eine weitere Virusanwendung ist für den Menschen hilfreich: Man setzt Viren gegen Pflanzenschädlinge ein. Im biologischen Pflanzenschutz sprüht man zum Beispiel Viren auf die Blätter der Pflanzen, die man schützen will. Über die Nahrung der Larve gelangen die Viren in das Schadinsekt, kommen in dessen Darm, vermehren sich hier und töten das Insekt ab.

Durch das sehr enge Wirtsspektrum eignet sich diese Methode im biologischen Pflanzenschutz zur spezifischen umweltfreundlichen Bekämpfung von Schadinsekten. Eines der weltweit bedeutendsten Viruspräparate ist das Apfelwicklergranulovirus (CpGV), das seit Anfang der 1990er-Jahre spezifisch gegen die Larven des Apfelwicklers *Cydia pomonella* eingesetzt wird.

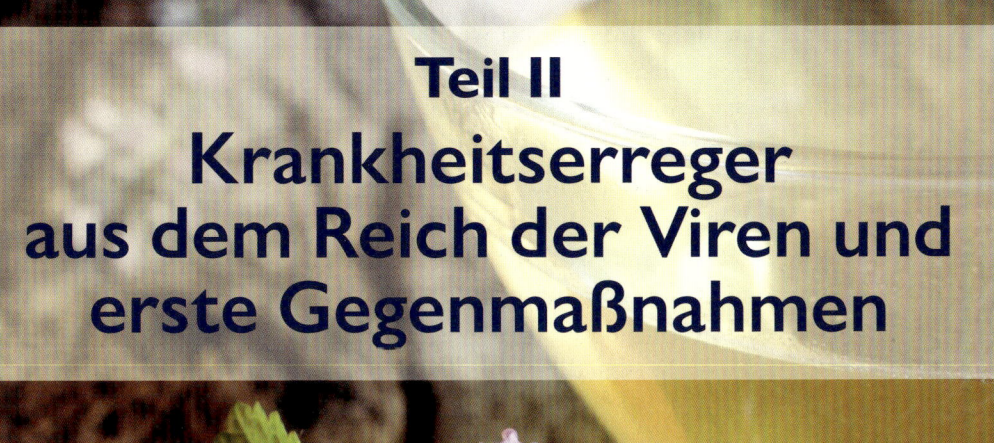

Teil II
Krankheitserreger aus dem Reich der Viren und erste Gegenmaßnahmen

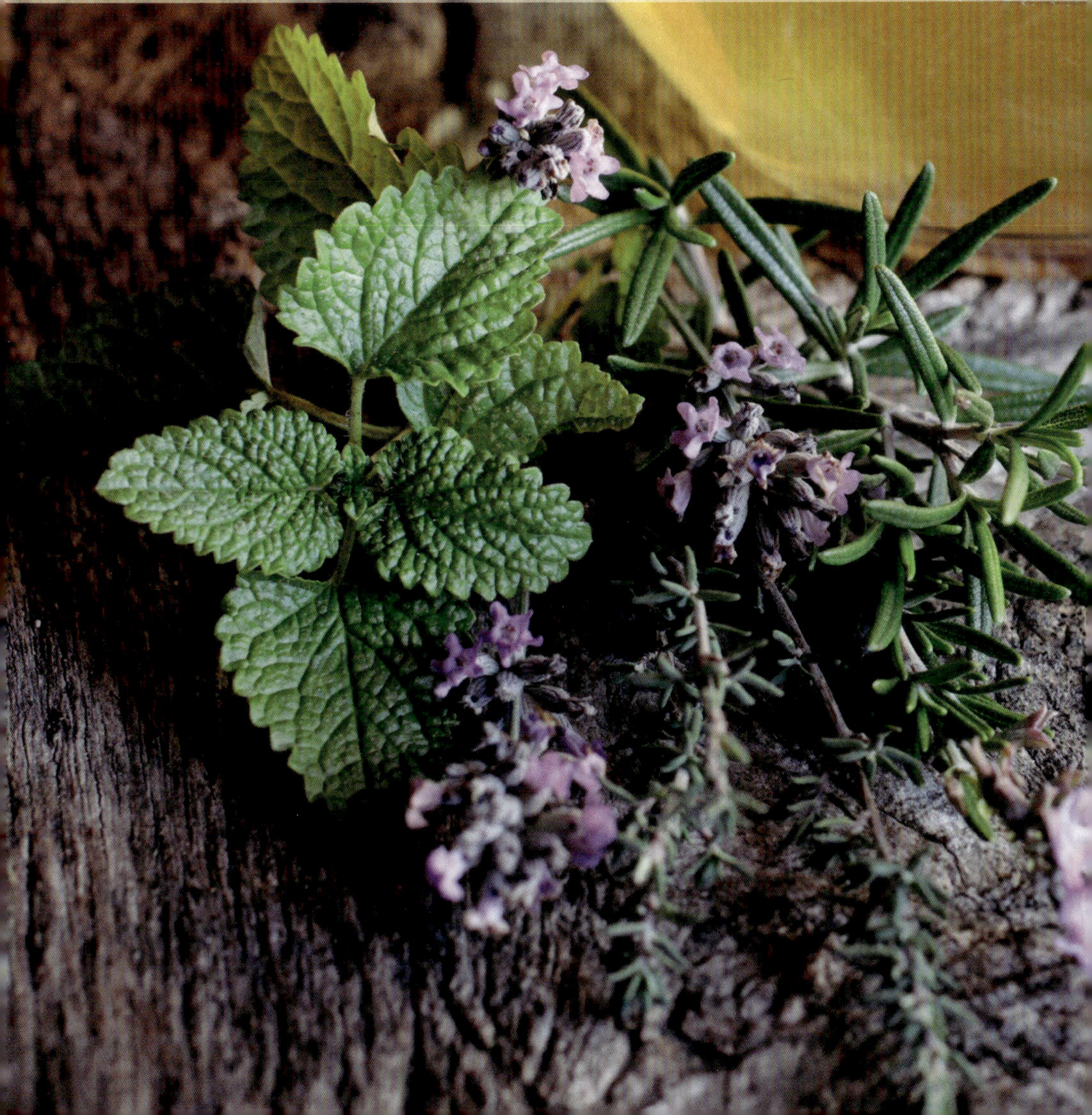

Husten, Schnupfen, Magen-Darm-Infekte usw. werden in der Regel durch Viren verursacht. Sie können schmutzige Hände als Fähre nutzen, um über Lebensmittel neue Wirte zu erobern. Auf diese Weise gelangen oft die Noro- und Rotaviren in unseren Körper und lösen Brechdurchfall aus. Aber nicht nur diese Viruserkrankungen kann man selbst erfolgreich behandeln oder vermeiden. Im Folgenden lernen Sie durch Viren verursachte Erkrankungen kennen. Sie sehen, wie die Plagegeister gestaltet sind und welche Möglichkeiten es gibt, um sie wieder loszuwerden oder erst gar nicht zu bekommen.

Gibt es Heilpflanzen, die gegen Viren wirken, finden Sie diese auch in diesem Kapitel. Wirken Sie gegen verschiedene Arten, so sind sie in *Teil VI* dieses Buches zusammengefasst.

Erkältungskrankheiten und Grippe

Bei einer Erkältung handelt es sich um eine eher harmlose Entzündung der Nasen- und Rachenschleimhäute. Meist bemerkt man ein Kratzen oder Kribbeln im Hals, dann bekommt man eine verstopfte und triefende Nase. Das Nasensekret verfärbt sich von farblos in gelblich-grün. Auch leichtes Fieber sowie Kopf- und Halsschmerzen können das Ganze begleiten, sodass man sich schlapp und lustlos fühlt.

Etwa 200 verschiedene Erkältungsviren kennt man, die 90–95 Prozent aller Erkältungskrankheiten verursachen, vor allem Rhinoviren. Diese RNA-Viren, die zur Familie der Picornaviren (*Picornaviridae*) gehören, sind die kleinsten RNA-Viren, daher auch der Familienname (ital. *pico* = klein). Das Kapsid ist hüllenlos und weist eine zwanzigflächige Form (Ikosaeder) auf.

Rhinoviren verursachen in erster Linie Schnupfen und werden vor allem über virenbehaftete Hände (Nasensekret) und Gegenstände übertragen oder durch Tröpfcheninfektion (beim Niesen, Sprechen, Husten usw.). In der Regel dauert es vom Zeitpunkt der Infektion bis zum Ausbruch der ersten Symptome etwa ein bis vier Tage.

Eine weitere Virenfamilie kann ebenfalls an einer Erkältung, speziell dem Schnupfen, beteiligt sein: die Coronaviren (*Coronaviridae*). Auch bei ihnen handelt sich um RNA-Viren, deren Kapsid eine Hülle aufweist. Sie tragen auf ihrer Oberfläche kranz- oder blütenartige Strukturen, deshalb der Name (lat. *corona* = Kranz). Auch sie werden – wie ganz allgemein von Erkältungsviren bekannt –, vor allem durch Schmier- und Tröpfcheninfektion (s. Anhang, *Lexikon*) übertragen.

Zu dieser Familie gehört auch der SARS-Virus, der beim Menschen zu heftigen Atemproblemen führen kann. Er ist relativ selten und Betroffene werden im Krankenhaus isoliert und symptomatisch behandelt. Bei etwa zehn Prozent der Patienten endet diese Viruserkrankung tödlich. Es gibt jedoch auch milde Verlaufsformen, die fast symptomlos bleiben. Üblicherweise heilt SARS meist folgenlos aus.

Rund 200-mal im Leben wird man durchschnittlich von einer Erkältung geplagt. Besonders in der nasskalten Jahreszeit schlagen die Viren zu, denn der Aufenthalt – gemeinsam mit anderen Menschen in geschlossenen Räumen – bietet den Plagegeistern ideale Verbreitungsmöglichkeiten.

Grippe und Erkältung – welche Viren sind wofür verantwortlich?

Im Unterschied zu Erkältungen wird Grippe durch Influenzaviren hervorgerufen, die zur Familie der Orthomyxoviren gehören und zu weltweiten Grippewellen führen können. Diese RNA-Viren besitzen ein helikales (zylinderförmiges) Kapsid und eine Hülle. Es gibt sie in drei verschiedenen Typen: A, B und C. Sie gehören zu den Arten, die ihr Erbgut am schnellsten verändern, im Fachjargon „mutieren" genannt. Zu den Grippeerregern gehört auch noch der Respirovirus, ebenfalls ein RNA-Virus.

Dass man sich eine Grippe eingefangen hat, erkennt man oft schon wenige Stunden nach der Ansteckung an:
- plötzlichem hohen Fieber, Frösteln, Schüttelfrost und Zähneklappern,
- einer laufenden Nase,
- Rasselgeräuschen beim Atmen,
- Mattigkeit und Appetitlosigkeit,
- Augenschmerzen und -tränen,
- trockener Kehle,

- Unruhe und Schlafstörungen,
- angeschwollener Nasenschleimhaut,
- Rachenbeschwerden, insbesondere Schluckbeschwerden und Heiserkeit,
- Kopf-, Glieder-, Muskel- und Kreuzschmerzen,
- Husten,
- gegebenenfalls Erbrechen, Bauchschmerzen und Durchfall.

Die Erreger der Grippe gehören zu den ansteckendsten Viren der Welt. Sie attackieren zuerst die Rachenzellen.

Die folgende Tabelle zeigt sehr schön die Unterschiede zwischen einer Erkältung, einer Grippe und bakteriellem Befall:

Symptom	Erkältung	Grippe	Bakterieller Befall
Schnupfen Farbe des Sekrets	■■■ weiß/klar	■ weiß/klar	■■ gelb/grünlich (eitrig)
Kopfschmerzen	■■	■■■	■■
Halsschmerzen	■■	■■■	■
Gliederschmerzen	■■	■■■	■■
Abgeschlagenheit	■■	■■■	■■
Husten	■■	■■■	■■■
Atemnot, Brustschmerz		■■	■■
Fieber	■	■■■	■■■

Quelle: *Naturheilkunde Journal*, 2/16 (s. Anhang, *Quellen*)

Antibiotika helfen nicht bei Grippe und Erkältungen

Antibiotika helfen nicht gegen Erkrankungen, die von Viren verursacht werden, somit also in der Regel auch nicht gegen Erkältungen und Grippe. Anders verhält es sich, wenn die Viren unser Gewebe usw. geschädigt haben. Dann kann es zu sogenannten „bakteriellen Sekundärinfektionen" oder einer „Superinfektion" durch Bakterien kommen. Gegen diese „Zweitinfektion" wirken Antibiotika, sofern die Erreger nicht resistent sind. Man erkennt diese Infektion durch eine gelblich-grüne Verfärbung von Nasensekret und Auswurf, später einsetzendem Fieber und einer zunehmenden Verschlechterung des Allgemeinbefindens.

Gibt es Vorbeugungsmöglichkeiten?

Die *Stiftung Warentest* (s. Anhang) empfiehlt Folgendes, um eine Grippe möglichst zu vermeiden:

Häufiges Händewaschen: Wenn man von draußen kommt, vor dem Essen und dem Zubereiten von Speisen sowie nach dem Toilettengang immer die Hände waschen – auch zwischen den Fingern. Dies tut man am besten mit Seife, bei fließendem Wasser, 20–30 Sekunden lang. Desinfektionsmittel sind üblicherweise unnötig.

Richtiges Husten und Niesen: Früher hielt man die „Hand vor den Mund". Dies ist überholt, denn die Viren bleiben an der Hand haften und übertragen sich so schnell auf Gegenstände und Mitmenschen. Deshalb sollte man in den Ärmel beziehungsweise die Armbeuge oder in ein Einmal-Taschentuch niesen oder husten.

Regelmäßiges Lüften: Regelmäßiges Lüften sorgt dafür, dass die Anzahl der Viren in der Luft geschlossener Räume nicht ins Unermessliche steigt.

Für weitere Hygienetipps empfiehlt die Stiftung das Internetportal *www.wir-gegen-viren.de*, einer gemeinsamen Aktion des Robert-Koch-Instituts (RKI) und der Bundeszentrale für gesundheitliche Aufklärung (BZgA).

Um das Immunsystem ganz allgemein zu stärken, stehen zum Beispiel folgende Heilpflanzen (Näheres s. *Teil VI* im *ABC der Pflanzen*) zur Verfügung:

– Umckaloabo (Kapland-Pelargonie)
– Sonnenhut (*Echinacea purpurea*)
– Grapefruitkernextrakt (GKE)
– Grüner Tee

Verschiedene Beschwerden, die im Rahmen von grippalen Infekten auftreten, können mit Heilpflanzen gelindert werden.

Einfache Erkältung

Kopfschmerzen, Schnupfen, Halsweh, Husten, Gliederschmerzen und Co. – da will man erst gar nicht aufstehen. So ganz genau weiß man noch gar nicht, wie es zu den verschiedenen Beschwerden kommt, nur eines ist sicher: Viren haben dann die oberen Luftwege befallen.

Der Verlauf einer Erkältung ist individuell verschieden. Normalerweise sollten sich die Beschwerden nach drei bis sieben Tagen bessern und nach zwei Wochen praktisch verschwunden sein. Es kann jedoch länger oder kürzer dauern. Insbesondere können eine allgemeine Abgeschlagenheit und Erschöpfungsgefühle noch wochenlang anhalten.

Hat ein viraler Infekt das Immunsystem geschwächt, kann es im Verlauf der Erkrankung zusätzlich zu einer Infektion mit Bakterien kommen. Zu den Komplikationen einer Erkältung gehören Nasennebenhöhlen- sowie Lungenentzündungen. Auch Letztere gehen in der Regel auf eine zusätzliche bakterielle Infektion zurück.

Erkältungen heilen meist auch ohne Behandlung wieder aus, sodass pflanzliche Mittel in der Regel völlig ausreichen, um die Beschwerden zu lindern.

Hat man eine Erkältung „erwischt", ist absolut zu empfehlen, sich körperlich zu schonen, damit die Viren nicht auf den Herzmuskel oder die Herzklappen übergreifen. Das kann dann wirklich gefährlich werden. Muss man in seinem Beruf körperlich arbeiten, sollte man sich zumindest für eine Woche krankschreiben lassen.

Körperlich zu schonen, bedeutet dabei nicht, sich rund um die Uhr ins Bett zu legen. Sich leicht zu bewegen ist wichtig, am besten an der frischen Luft. Große Menschenansammlungen sollte man meiden. Zum einen, um andere nicht anzustecken, zum anderen, um sich selbst keinen weiteren, neuen Virus zu holen.

Am besten macht man es sich so angenehm wie möglich. Ein heißer Kräutertee (geeignete Beispiele folgen) mit Honig, eine Wärmflasche, eine Nasendusche, Inhalieren oder ein entspannendes Bad mit ätherischen Ölen können wahre Wunder wirken.

Aus der Pflanzenheilkunde empfiehlt man schweißtreibende und fiebersenkende Teezubereitungen als sogenannte Schwitzkuren und Erkältungsbäder.

Folgende Heilpflanzen bzw. Wirkstoffe sind gut geeignet, da sie auch antiviral wirken (genaue Anwendungsbeschreibung folgt):

Holunderblüten wirken nicht nur schweißtreibend, sie steigern auch die Schleimbildung auf den Bronchien und wirken so auswurffördernd. Teerezepte finden Sie ab S. 49 in diesem Buch.

Keimhemmend, örtlich betäubend und entzündungshemmend wirkt **Propolis**. Imker kauen es gerne, da es eines der ältesten natürlichen Heilmittel der Welt ist. Nur etwa 60–100 g des kostbaren Naturschatzes können pro Jahr aus einem Bienenstock „geerntet" werden, ohne das Leben der Bienen zu beeinträchtigen.

Propolis ist in seinem Wirkungsspektrum genauso vielfältig wie seine Inhaltsstoffe. Je nach Land variieren diese. Daher ist es besonders wichtig, dass bei seiner Herstellung auf eine einwandfreie Qualität geachtet wird. So kann beispielsweise ein mit Pestiziden (Schädlingsbekämpfungsmittel) belastetes Bienenvolk bereits eine Tonne Rohpropolis verunreinigen. (Weitere Informationen zu Propolis finden Sie in unserem Infoblatt zu Bezugsquellen, das Sie kostenlos beim Verlag anfordern können.)

Was Sie sonst noch gegen Erkältungen tun können, finden Sie in meinem Buch *Erkältungen natürlich behandeln* (s. Anhang, *Quellen*).

Folgende Heilkräuter helfen als Einreibungen oder inhaliert

Die Inhaltsstoffe der folgenden Heilpflanzen werden über die Haut oder die Atemluft aufgenommen. Reibt man sich die Wirkstoffe vor dem Schlafengehen ein, lindert dies das Symptom der verstopften Nase und erleichtert das Einschlafen. Die vorgestellten Zubereitungen sollten Erwachsene mehrmals täglich auf Brust und Rücken einreiben. Bei Säuglingen und Kleinkindern – sofern die Wirkstoffe für das entsprechende Alter zugelassen sind – entweder auf Brust oder Rücken aufbringen oder im Kinderbett am Fußende aufträufeln. Wichtig sind hier folgende Öle, zu denen Sie Genaueres in *Teil VI* dieses Buches finden (s. S. 151). Auch Kamillenblüten und Grapefruitkernextrakt gehören zu den bedeutenden Erkältungspflanzen.

Anisöl
Die Inhaltsstoffe der Anisfrüchte fördern das Abhusten von Schleim, wirken leicht entkrampfend, stark antibakteriell und gegen einige Virenarten.

Eukalyptusöl
Eukalyptusöl ist nur für Erwachsene und ältere (*nicht* unter 2 Jahren!) Kinder geeignet.

Pfefferminzöl
Pfefferminzöl tötet Bakterien, Viren und Mikropilze, kühlt, wirkt schleimlösend, durchblutungsfördernd und entkrampfend.

Teebaumöl
Das natürlich vorkommende Teebaumöl wirkt effektiv gegen Infektionen mit Bakterien, Viren und Mikropilzen. Es enthält Substanzen wie Terpene, Pinene oder Cineol, die gegen die Keime wirken.

Kamillenblüten
Man kennt Kamillenblüten als Tee oder Tinktur, Salbe, Dampfbad und Sitzbäder. Außerdem ist Kamille in vielen Fertigarzneimitteln enthalten.

Grapefruitkernextrakt (GKE)
Die Grapefruitkerne sind noch nicht lange als pflanzliches Heilmittel bekannt. Sie helfen auf alle Fälle vorbeugend, sollen jedoch auch bei vielen Erkältungsbeschwerden wirken.

Bewährte Erkältungstees aus der Erfahrungsheilkunde

Folgende Erkältungstees (nach Prof. Schilcher et al., s. Anhang, *Quellen*) haben sich bewährt. Sie enthalten mindestens eine Heilpflanze, die auch gegen Viren wirkt. Es gibt sehr viele Tees, sodass Sie nach Geschmack und Wirkung auswählen können. Die Zutaten erhalten Sie über Apotheken oder im Internet.

Erkältungstee mit Hagebutte

30 g Lindenblüten	20 g Mädesüßblüten
30 g Holunderblüten	20 g Hagebuttenfrüchte

Diese Heilpflanzen mischen und davon je 1 Esslöffel mit ca. 150 ml kochendem Wasser übergießen, 10 Minuten ziehen lassen und absieben. Von diesem Tee mehrmals täglich 1 Tasse frisch zubereitet trinken.

Erkältungstee mit Süßholzwurzel

35 g Weidenrinde	5 g Hagebuttenfrüchte
30 g Holunderblüten	5 g Süßholzwurzel
20 g Thymiankraut	5 g Malvenblüten

Diese Heilpflanzen mischen und je 1 Esslöffel davon mit ca. 150 ml kochendem Wasser übergießen, 10 Minuten ziehen lassen, absieben. Von diesem Tee mehrmals täglich 1 Tasse frisch zubereitet trinken.

Schweißtreibender Tee mit Jaborandiblättern

20 g Weidenrinde	10 g Mädesüßblüten
20 g Birkenblätter	5 g Kamillenblüten
20 g Holunderblüten	5 g Jaborandiblätter
20 g Lindenblüten	

Von dieser Mischung 1 Esslöffel bzw. 1–2 Teelöffel mit etwa 150 ml kochendem Wasser übergießen, 10 Minuten ziehen lassen, absieben. Davon mehrmals täglich 1 Tasse möglichst heiß trinken und sich anschließend warm einpacken.

Schweißtreibender Blütentee

25 g Holunderblüten
25 g Lindenblüten

Von dieser Mischung 1 Esslöffel bzw. 1–2 Teelöffel mit etwa 150 ml kochendem Wasser übergießen, 10 Minuten ziehen lassen, absieben. Davon mehrmals täglich 1 Tasse möglichst heiß trinken und sich anschließend warm einpacken.

Schweißtreibender Blütentee mit Kamille

30 g Holunderblüten   40 g Kamillenblüten
30 g Lindenblüten

Von dieser Mischung 1 Esslöffel bzw. 1–2 Teelöffel mit etwa 150 ml kochendem Wasser übergießen, 10 Minuten ziehen lassen, absieben. Davon mehrmals täglich 1 Tasse möglichst heiß trinken und sich anschließend warm einpacken.

Eine ungewöhnliche Methode gegen Erkältungen: Luftbefeuchtung mit Wasserstoffperoxid

Dr. Pies (s. Anhang, *Quellen*) schlägt folgende Maßnahme gegen Erkältungen vor: Für die Nacht pro Liter Wasser 250 ml 3-prozentiges oder 25 ml 35-prozentiges Wasserstoffperoxid (Apotheke) in einen Luftbefeuchter geben. Dann das Gerät über Nacht laufen lassen. Dies sollte dazu führen, dass die Erkältung am nächsten Morgen abgeklungen ist. Eine Untersuchung am Baylor University Medical Center zeigte, dass sich der Blutsauerstoffgehalt durch derart vernebeltes Wasserstoffperoxid (in Salzwasser) erhöhen lässt.

Schnupfen

Wer kennt ihn nicht: den Schnupfen. Fachmännisch bezeichnet man den im Laufe einer Erkältung auftretenden Schnupfen auch als *Rhinitis acuta* oder Rhinosinusitis.

Mit ihm beginnt eine Erkältung meist: Aus der Nase läuft zuerst ein wässrig-klares Sekret, das mit der Zeit dickflüssiger wird. Die

Schleimhäute schwellen an, das Atmen durch die Nase fällt zunehmend schwerer. Dadurch kann auch noch ein Druckgefühl in den Ohren entstehen. Man fühlt sich oft müde und niedergeschlagen. Dann können auch noch Halsschmerzen und Husten dazukommen, in selteneren Fällen leichtes Fieber.

Aus der Pflanzenheilkunde kennt man Heilkräuter, die zur Erleichterung bzw. Normalisierung der Atmung beitragen. Auch eine zusätzliche bakterielle Infektion können manche verhindern. Je früher man sie einsetzt, desto wirkungsvoller sind sie. Am besten bekämpft man Schnupfen mit ätherischen Ölen in Form von Inhalationen und Nasensprays. Selbstverständlich erreicht man mit Nasensprays höhere Konzentrationen. Verwendet man sie im Gegensatz zu chemisch hergestellten Varianten, sind sie nebenwirkungsarm. Selbst wenn man sie über einen längeren Zeitraum einsetzt, schädigen sie die Nasenschleimhaut nicht.

Bei Schnupfen und Nasennebenhöhlenentzündungen können mentholhaltige aromatische Öle helfen, zum Beispiel Eukalyptusöl. Es wird außerdem empfohlen, die Raumluft mithilfe eines Ultraschallverdampfers zu befeuchten. Am besten man gibt wenige Tropfen Eukalyptusöl oder Wasserstoffperoxid (s. oben) hinzu.

Schnupfen und stark verschleimt
Schleim ist völlig normal, denn auch Gesunde müssen manchmal schnäuzen und husten morgens etwas Sekret ab. Er wird jeden Tag in unserem Körper gebildet.

Das Sekret wird von der Nasen- sowie der Bronchialschleimhaut produziert und überzieht diese auch. In der Schleimhaut der Nase finden sich feine Flimmerhärchen. Sie befördern den Schleim in Richtung Rachen. Dort wird er normalerweise verschluckt, ohne dass wir etwas merken. Auch das Sekret aus der Lunge wird mithilfe von beweglichen Härchen zum Rachen und von dort in den Magen transportiert.

Der Schleim hat normalerweise wichtige Aufgaben: Mit seiner Hilfe wird die Schleimhaut feucht gehalten, er dient der Abwehr von Keimen und fängt Staub sowie Schadstoffe aus der Luft ab. Er wirkt wie eine Müllabfuhr unseres Körpers. Pflanzliche Schleimlöser unterstützen die Sekretbildung sowie dessen Abtransport.

Wenn die Erkältung abklingt, kann man noch für zwei bis drei Wochen verschleimt bleiben. Denn es dauert lange, bis sich die entzündeten Schleimhäute in Nase und Lunge erholt haben.

Sehr hilfreich kann ein Erkältungsbad oder das Inhalieren mit Eukalyptus-, Fenchel- bzw. Kamillenblütenöl sein. Auch ein geeignetes Nasenspray kann helfen, wieder durchzuatmen. Wenn Sie dazu Genaueres wissen wollen, so können Sie dies in meinem Buch *Erkältungen natürlich behandeln* (s. Anhang, *Quellen*) nachlesen. Im Folgenden erhalten Sie Tipps zu Heilpflanzen und ihren Wirkstoffen, die speziell gegen Viren wirksam sind. Diejenigen, die gegen mehrere virusbedingte Beschwerden helfen, sind im Kapitel *ABC der Pflanzen, die gegen Viren helfen* zusammengefasst.

Speziell bei Schnupfen sind folgende Heilpflanzen bzw. Wirkstoffe gut:
– Eukalyptusöl (*Eucalypti aetheroleum*)
– Kamillenblüten (*Matricariae flos*)
– Pfefferminzöl (*Menthae piperitae aeteroleum*)
– Propolis (*Apis mellifera*)

Nasenspray mit Wasserstoffperoxid

Von Dr. Pies (s. Anhang, *Quellen*) ist folgendes Rezept für ein Nasenspray: Man verdünnt 1 Esslöffel 3-prozentiges Wasserstoffperoxid mit 1 Tasse klarem Wasser. Dies soll die Nase freihalten, wenn man die Mischung als Nasenspray anwendet.

Husten und Bronchitis

Husten ist eigentlich keine Krankheit, sondern eine sinnvolle Reaktion des Körpers, um wieder gesund zu werden. Denn dieser natürliche Reflex des Körpers hilft, Krankheitserreger schnellstmöglich aus den Atemwegen zu entfernen.

Bei einer Erkältung werden die Bronchien ständig gereizt. In 80–90 Prozent der Fälle ist der Husten die Folge von Virenbefall. Dann gibt es natürliche Behandlungsmöglichkeiten, die Linderung verschaffen. Tritt jedoch Atemnot auf, ist ein Arztbesuch unumgänglich.

Die Blätter des Efeus können als Hustensaft und -tropfen den beginnenden Hustenreiz lindern, festsitzenden Schleim lösen und das Abhusten fördern. Efeu ist sehr mild. Daher können die Zubereitungen schon im Kleinkindalter verwendet werden.

Als **Bronchitis** bezeichnet man eine Entzündung der Bronchien, das heißt der Atemwege unterhalb der Luftröhre, also der verzweigten Atemwege in der Lunge. Die Bronchien sind von einer Schleimhaut ausgekleidet, die sich durch Viren entzündet. Dies bemerkt man durch einen heftigen, anfangs meist trockenen, später schleimigen Husten. Die Bronchitis ist eine der häufigsten Erkrankungen der Atemwege.

Man unterscheidet zwischen einem akuten Husten, der in weniger als acht Wochen abgeklungen sein muss, und dem chronischen Husten, der länger dauert.

Dann gibt es noch den **trockenen Reizhusten**, der üblicherweise nach einigen Tagen meist in einen „verschleimten" oder auch „produktiven" Husten übergeht. Dies bewirkt das körpereigene Immunsystem, indem die Schleimhautzellen im Atemtrakt vermehrt Sekret absondern. Es enthält unter anderem abgetötete Viren und sollte daher per Hustenreflex nach außen befördert werden.

Hustenstiller helfen, damit man nicht so oft husten muss, was vor allem nachts wünschenswert ist. Sie wirken auf das Hustenzentrum im Gehirn und unterdrücken auf diese Weise den Hustenreiz. Pflanzliche Präparate bilden in den oberen Atemwegen einen Schutzfilm, dadurch wird der Reiz gelindert. Bei einem produktiven Husten darf man Hustenstiller nicht einnehmen, denn der entstandene Schleim muss abgehustet werden, damit sich keine Bakterien in ihm festsetzen können. Also muss der Schleim verflüssigt werden, damit er sich besser abhusten lässt. **Hustenlöser** nennt man die entsprechenden Heilpflanzen. Efeu senkt z. B. die Oberflächenspannung der Flüssigkeit, die die Lungenbläschen bedeckt. Auch dadurch wird das Sekret flüssiger.

Heilkräuter, die lindern, sollte man vorwiegend abends einnehmen, um besser zu schlafen. Besonders gut helfen hier der Spitzwegerichsaft sowie Mittel mit Efeu. Spitzwegerichkraut zählt – wie auch die Eibischwurzel – zu den sogenannten Schleimdrogen, deren Inhaltsstoffe die gereizten Schleimhäute beruhigen sollen.

Sehr viele pflanzliche Therapeutika stehen bei Husten und Bronchitis sowie ihren vielen daraus folgenden Beschwerden zur Verfügung. So kennt man hustenstillende, reizlindernde und entzündungshemmende Heilkräuter sowie bronchienentkrampfende, schleimverflüssigende Wirkstoffe, die das Abhusten von Schleim erleichtern. Manchmal können sie auch zusätzlich zu den teureren chemisch-synthetischen Mitteln eingesetzt werden, deren Dosis dadurch verringert werden kann. Bei akuter Bronchitis sollte man die pflanzlichen Mittel auch so bald wie möglich einsetzen, um Komplikationen zu vermeiden. Meist reicht eine symptomatische Behandlung mit Heilpflanzen aus. Kommt es dennoch zu einem chronischen Verlauf, hilft eine Unterstützung mit pflanzlichen Mitteln.

Es gibt verschiedene Hustentees und auch alkoholisch wässrige Tinkturen, die man zusätzlich oder alleine einnehmen kann. Für Kinder eignen sich besonders Hustensäfte, aber auch Frischpflanzenpresssäfte. Letztere können mithilfe von Fruchtsäften kindgerecht gestaltet werden. Ätherische Öle können inhaliert oder als Tropfen, Sirupe oder Weichgelatinekapseln zugeführt werden.

Hustentees sollten im Gegensatz zu sonstigen Empfehlungen immer gesüßt getrunken werden, da die Geschmacksknospen für „süß" in der Mundschleimhaut die Abgabe von Sekret in den Bronchien steigern.

Der trockene Reizhusten kann ziemlich lange anhalten, auch wenn die Erkältung bereits abgeklungen ist. Man nennt dies „postinfektiösen Husten". Dann lösen entzündete und gereizte Schleimhäute den Hustenreflex aus. Dies kann bis zu vier Wochen andauern, denn die angegriffene Bronchialschleimhaut benötigt einige Zeit, bis sie sich wieder erholt hat. Dabei helfen die im Folgenden vorgestellten Heilpflanzen. Verschwindet der Reiz jedoch gar nicht, sollte man nach etwa zwei Wochen einen Arzt aufsuchen, um abzuklären, ob Schlimmeres hinter den Beschwerden steckt.

Pflanzliche Therapeutika zum Einnehmen

Bei trockenem Husten (Reizhusten)

Bei trockenem Husten sind in erster Linie die Eibischwurzel und Eibischblätter (*Althaeae radix/Althaeae folium*) sowie das Spitzwegerichkraut (*Plantaginis lanceolatae herba*) gut (s. S. 154 und 173).

Bei Husten mit Schleimbildung

Bei Husten mit Schleimbildung wirken das Anisöl, die Primelwurzel und ihre Blüten, die Süßholzwurzel und das Thymiankraut (s. S. 182).

Brunnenkresse

Das Brunnenkressekraut wirkt keimhemmend. Dafür sorgen z. B. die enthaltenen Senföle. Man sollte es jedoch nicht länger als 6 Wochen anwenden, da aus den enthaltenen Substanzen (Glucosinolate) im Stoffwechsel schleimhautreizende Senföle entstehen. Kinder unter 4 Jahren sowie Menschen mit Magen- und Darmgeschwüren sollten es ebenfalls nicht nutzen. Das Kraut kann in seltenen Fällen Magen-Darm-Beschwerden hervorrufen.

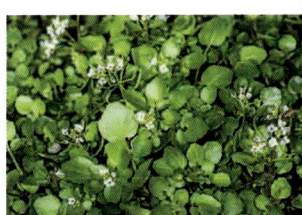

Brunnenkresse

Ein großer Vorteil des frischen Brunnenkressekrauts ist sein hoher Vitamin-C-Gehalt von etwa 80 mg Vitamin C pro 100 g. Damit gehört die Brunnenkresse zu den Vitamin-C-reichsten Nahrungsmitteln.

Die empfohlene Tagesdosis beträgt 4–6 g getrocknetes bzw. 20–30 g frisches Kraut oder 60–150 ml Frischpflanzenpresssaft; erfahrungsgemäß reichen jedoch 15–20 g Frischpflanzenpresssaft aus. Erwachsene sollten 3- bis 4-mal täglich einen Esslöffel, Kinder über 4 Jahre 2- bis 3-mal täglich 1 Teelöffel nach den Mahlzeiten einnehmen.

Teerezept: Für einen Tee nimmt man etwa 1 Teelöffel der getrockneten Heilpflanze und übergießt sie mit 150 ml kochendem Wasser, lässt das Ganze 5 Minuten ziehen und seiht ab. Davon sollte man 2- bis 3-mal täglich 1 Tasse nach den Mahlzeiten trinken.

Es gibt auch einen Heilpflanzensaft damit zu kaufen (erhältlich im Internet, Reformhaus oder in der Apotheke). Dagegen gibt es keine Kombination mit anderen Heilpflanzen.

Bronchitis

Gegen Bronchitis hilft in erster Linie die Afrikanische Umckaloabowurzel, das Kapuzinerkressenkraut (s. S. 164) und die schwarze Rettichwurzel, die im Folgenden beschrieben wird.

Schwarze Rettichwurzel

Die schwarze Rettichwurzel (*Raphani sativi radix*) enthält keimtötendes Senföl.

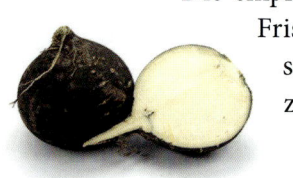

Die empfohlene Tagesdosis beträgt 50–100 ml Presssaft. Diesen Frischpflanzenpresssaft sollte man kurmäßig nur vier bis sechs Wochen anwenden, da das daraus freigesetzte Senföl zu einer Reizung der Magenschleimhaut führen kann.

Wer gerne selbst Arzneien herstellt, kann gegen hartnäckigen Husten frischen Rettichsaft probieren.

Schwarzer Rettich

Rezept des Frischpflanzenpresssafts: Den Rettich schälen, zerkleinern oder reiben und mit der Saftpresse auspressen. Von einem mittelgroßen Rettich erhält man etwa 250 ml Saft, der einer guten Tagesmenge entspricht. Davon mehrmals täglich ein bis zwei Esslöffel einnehmen, entsprechend etwa 100 ml. Lässt man den gepressten Saft einige Stunden im Kühlschrank stehen, verliert er seinen beißenden Geschmack. 100 ml davon versetzt man mit zwei Esslöffel Honig sowie einem Teelöffel Kandiszucker und kocht diesen Presssaft kurz auf.

Ein Fertigarzneimittel ist erhältlich (Naturreiner Heilpflanzensaft Schwarzrettich), eine Kombination mit anderen passenden Heilpflanzen jedoch nicht.

Beim Vorliegen von Gallensteinen sollte man die Rettichwurzel meiden. Ansonsten kennt man weder Neben- noch Wechselwirkungen.

Wissenschaftlich abgesicherte Kombinationen zur Hustenbehandlung

Im Folgenden finden Sie die Rezepte und zugehörige Informationen von Heilpflanzenkombinationen, von denen mindestens ein Bestandteil virentötende Eigenschaften aufweist. Ein weiterer Vorteil ist, dass die folgenden speziellen Kombinationen für Kinder unter 12 Jahren von den gesetzlichen Krankenkassen erstattet werden.

Primel- und Eibischwurzel sowie Anis

Die Mischung aus Primel- und Eibischwurzel sowie Anis fördert die Schleimabgabe, löst den Schleim, wirkt antibakteriell, antiviral, schwach entkrampfend und reizlindernd.

Für das folgende **Teerezept** benötigen Sie:

30 g Eibischwurzel   30 g Anisfrüchte
30 g Primelwurzel

Die Zutaten mischen und davon einen Esslöffel mit 150 ml kochendem Wasser übergießen. Anschließend 10 Minuten ziehen lassen, absieben und von dem Tee über den Tag verteilt 3–5 Tassen trinken. Diese Mischung gibt es auch fertig zu kaufen.

Bei einer Überempfindlichkeit gegenüber Anis und Anethol kann man diese nicht verwenden. Als Nebenwirkung treten gelegentlich allergische Reaktionen der Haut und Atemwege auf. Vereinzelt hat man bei Einnahme auch Magenbeschwerden und Übelkeit festgestellt. Da man aufgrund des Schleims der Eibischwurzel eine verringerte Aufnahme anderer Arzneien festgestellt hat, empfiehlt sich eine zeitversetzte Einnahme.

Süßholz-, Primel- und Eibischwurzel sowie Anis

Die Mischung aus Süßholz-, Primel- und Eibischwurzel hilft dabei den Schleim abzuhusten, der durch die Wurzelmischung auch verflüssigt wird. Der Anisanteil sorgt für die antibakterielle und krampflösende Wirkung. Durch die Eibischwurzel ist die Mischung reizlindernd. Die Inhaltsstoffe der Süßholzwurzel wirken virentötend.

Vorsichtshalber sollte man die Mischung nicht länger als vier bis sechs Wochen verwenden.

Für das folgende **Teerezept** benötigen Sie:

25 g Eibischwurzel	25 g Süßholzwurzel
25 g Primelwurzel	25 g Anisfrüchte

Die Zutaten mischen und davon 1 Esslöffel mit 150 ml kochendem Wasser übergießen, 10 Minuten ziehen lassen, absieben und 3–5 Tassen über den Tag verteilt trinken.

Bei einer Überempfindlichkeit gegenüber Anis und Anethol kann man diese Mischung nicht verwenden. Ist die Konzentration von Glycyrrhizin höher als 100 mg (steht auf der Packung oder kann in der Apotheke erfragt werden), sollte man die Mischung bei Leberproblemen, Bluthochdruck, Kaliummangel, schwerer Niereninsuffizienz und bestehender Schwangerschaft nicht verwenden. Bei dieser Konzentration wurden auch gelegentlich allergische Reaktionen der Haut und der Atemwege beobachtet, vereinzelt auch Magenbeschwerden und Übelkeit. Da man aufgrund des Schleims der Eibischwurzel auch eine verringerte Aufnahme anderer Arzneien festgestellt hat, empfiehlt sich eine zeitversetzte Einnahme.

Rezepte für Erkältungstees aus der Erfahrungsheilkunde (für Kinder unter 12 Jahren erstattungsfähig)

Brusttee bei trockenem Husten

15 g Anisfrüchte	25 g Eibischwurzel
25 g Süßholzwurzel	35 g Eibischblätter

Die Heilkräuter mischen und jeweils 2 Teelöffel mit etwa 150 ml kochendem Wasser übergießen. 10–15 Minuten ziehen lassen, absieben und 3- bis 4-mal täglich 1 Tasse trinken.

Hustentee bei Reizhusten

50 g Huflattichblätter	20 g Malvenblüten
30 g Eibischwurzel	

Die Heilkräuter mischen und je 1 gehäuften Teelöffel davon in einen Viertelliter kaltes Wasser geben, 1 Stunde stehen lassen und währenddessen gelegentlich umrühren. Anschließend absieben und den Auszug kurz auf etwa 72 °C erhitzen. Davon kann man 3-mal täglich 1 Tasse langsam und schluckweise trinken, am besten mit Honig gesüßt. Vor dem Schlucken sollte man den Tee kurz gurgeln.

Brusttee nach dem deutschen Arzneibuch bei Husten mit und ohne Schleimbildung

40 g Eibischwurzel
20 g Süßholzwurzel
20 g Huflattichblätter

10 g Wollblumen
10 g Anisfrüchte

Von dieser Teemischung 1 Esslöffel mit 150 ml kochendem Wasser übergießen, 10 Minuten ziehen lassen und absieben. Davon mehrmals täglich 1 Tasse frisch zubereitet trinken. Der Tee ist auch für Kinder geeignet.

Tee für die Bronchien

30 g geschälte Süßholzwurzel
30 g Thymiankraut

20 g Fenchelfrüchte
20 g Spitzwegerichkraut

Von dieser Teemischung 1 Esslöffel mit 150 ml kochendem Wasser übergießen, 10 Minuten ziehen lassen, absieben. Davon mehrmals täglich 1 Tasse frisch zubereitet und körperwarm trinken.

Bewährte Rezeptur für einen Hustensaft mit Süßholz

10 g Süßholzdicksaft
5 g ammoniakalische Anislösung
Die Mischung mit Zucker- oder Himbeersirup auf 100 g auffüllen.

2 g Orangenschalentinktur

Von diesem Hustensaft bis zu 4-mal täglich 1 Teelöffel einnehmen, am besten in Hustentee gelöst.

Anstelle des Süßholzdicksaftes können auch 10 g alkoholischer Süßholzwurzelflüssigextrakt (mit mindestens 3–5 Prozent Glycyrrhizinsäure) verwendet werden. Dann enthält der Hustensaft allerdings 5,2–6 Prozent Alkohol.

Süßholz-Teemischung gegen Husten nach Eva Marbach

40 g Süßholz-Wurzeln	15 g Anis-Samen
30 g Fenchel-Samen	15 g Spitzwegerich-Blätter

Von dieser Teemischung (nach Eva Marbach, s. Anhang, *Quellen*) 1–2 Teelöffel mit 1 Tasse kochendem Wasser übergießen, 15 Minuten ziehen lassen. Der Tee ist aufgrund des süßen Geschmacks auch für Kinder geeignet.

Nasennebenhöhlenentzündung (*Sinusitis*)

Nase und Nebenhöhlen sind über enge Gänge miteinander verbunden. Deshalb kann sich ein Schnupfen leicht auf die benachbarten Hohlräume ausbreiten. Dies betrifft ungefähr jeden siebten Erwachsenen: Aus dem eigentlich harmlosen Schnupfen entsteht dann mindestens einmal im Jahr eine Entzündung der Nasennebenhöhlen, fachlich „Sinusitis" genannt. Meistens sind auch hier Viren für die Beschwerden verantwortlich.

Oft betrifft die Entzündung nur eine Nasennebenhöhle. Als Symptome sind Kopfschmerzen bekannt, die beim Bücken, Pressen und Schnäuzen zunehmen. Auch der sogenannte Klopfschmerz über der Wange, also der Kiefernhöhle, der Nasenwurzel und der Stirnhöhle sowie der Kopfmitte ist häufig. Zahnschmerzen im Oberkieferbereich, also der Stirnhöhle, können ebenfalls ein Hinweis sein.

Mithilfe der Pflanzenheilkunde kann man ein Abschwellen der Schleimhaut, ein Lösen des Sekrets und einen Sekretstau vermeiden. Je früher man damit beginnt, desto besser ist es und man kann damit möglicherweise eine zusätzliche bakterielle Infektion verhindern. Sogar der ewige Kreislauf, dass die Entzündung immer wieder an verschiedenen Stellen auftritt, kann unterbrochen werden. Ist die Nasennebenhöhlenentzündung jedoch bereits chronisch, muss ein Facharzt hinzugezogen werden.

Geeignete Heilkräuter, die bei Virenbefall helfen

Die einzelnen Therapieziele werden mit verschiedenen Heilkräutern (s. *Teil VI*) erreicht:

- *Sekretauflösung*: Holunder- und Schlüsselblumenblüten
- *Abschwellen der Nasenschleimhaut*: Pfefferminzöl
- *Entzündungshemmung*: Kamillenblüten und Umckaloabowurzel
- *Keimhemmung*: Kamillenöl, Schlüsselblumenblüten, Umckaloabowurzel
- *Virushemmung*: Umckaloabowurzel

Pflanzliche Wirkstoffe zum Einnehmen

Afrikanische Umckaloabowurzel

Die Afrikanische Umckaloabowurzel hilft sehr gut bei Sinusitis. Sie finden ihre genaue Beschreibung in *Teil VI*. Hier ist nur die spezielle Dosierung bei Nasennebenhöhlenentzündung angegeben:

Erwachsene und Kinder über 12 Jahren nehmen von dem Extrakt 30 Tropfen, Kinder von 6 bis 12 Jahren 20 Tropfen und Kinder unter 6 Jahren 10 Tropfen dreimal täglich ein.

Grapefruitkernextrakt (GKE)

Auch die Grapefruitkerne bzw. ihr Extrakt sollen bei Nasennebenhöhlenentzündung in unterschiedlichen Stadien helfen. Näheres hierzu finden Sie in *Teil VI* ab Seite 158.

Mandelentzündung (*Tonsillitis*)

Die schmerzhafte Mandelentzündung wird meist durch Viren verursacht. Die Folgen sind Schluckbeschwerden, starke Halsschmerzen, die bis in die Ohren ausstrahlen können, Fieber, vermehrter Speichelfluss und angeschwollene Halslymphknoten. Je nachdem, wie schwer die Erkrankung ist, muss man auch im Bett bleiben.

Sind es die üblichen Viren, dann schmerzt der Hals drei bis fünf Tage lang und nach einer Woche ist der Spuk meist vorbei. Komplikationen sind selten zu beobachten.

Die Pflanzenheilkunde kann zum Teil mit großem Erfolg helfen. Man erreicht eine Schmerzlinderung und eventuell sogar ein schnelleres Abklingen. Selten kommen die Halsschmerzen noch einmal oder immer wieder.

Allgemeine Maßnahmen

Um das Schlucken erträglich zu machen, empfiehlt sich eine weiche oder flüssige Kost. Milch sollte man meiden, da sie verschleimend wirkt. Scharf gewürzte Speisen und Obstsäfte reizen die Schleimhäute und können die Schmerzen weiter verstärken. Anstelle der Fruchtsäfte ist es ratsam, lieber Kamillentee zu trinken, um die Rachenschleimhaut nicht zu reizen. Mit Salzwasser zu gurgeln, Kräuterbonbons oder Eis zu lutschen, hilft oft.

Ein altes Hausmittel gegen Halsweh ist das Gurgeln mit Salbei-, Thymian- oder Kamillentee. Vor allem Salbei lindert Entzündungen und Schmerzen. Auch ein feuchtes Handtuch um den Hals kann angenehm sein.

Dr. A. Vogel (s. Anhang, *Quellen*) empfiehlt bei einer Halsentzündung das Einpinseln mit Molkenkonzentrat. Die Erreger an der Mandeloberfläche und zum Teil noch bis in die Mandelbuchten hinein, können dadurch vernichtet werden. Er betont, dass man durch dieses eingedickte natürliche, fermentierte Milchsäureprodukt so gut desinfizieren kann, dass es sogar die stärksten Desinfektionsmittel vielfach übertrifft, ohne irgendwelche Nachteile zu besitzen.

Es gibt auch ein Halsschmerzspray mit natürlichen Zutaten (A. Vogel, siehe *Quellen*), dessen Wirkung in einer Studie bei Halsschmerzen und Rachenentzündung getestet wurde. Das Mittel der Vergleichsgruppe enthielt die chemischen Bestandteile Chlorhexidin und Lidocain (wirkt lokal betäubend). Innerhalb von fünf Tagen besserten sich schmerzhafte Entzündungen des Mund- und Rachenraumes sowie Hals- und Schluckbeschwerden sowie geschwollene Mandeln deutlich. Das natürliche Spray wirkte genauso gut wie das chemische Mittel.

Nebenwirkungen sind zu beobachten bei länger dauernder Einnahme von alkoholischen Auszügen sowie des reinen ätherischen Öls und bei sehr hohen Dosen; beispielsweise sind Krämpfe möglich. Bei

Teeaufgüssen und Frischpflanzenextrakten ist diese Nebenwirkung nicht zu befürchten, da die entsprechenden Wirkstoffe nicht wasserlöslich sind.

Wirkstoffe zum Einnehmen
Auch hier hilft die Umckaloabowurzel (s. S. 184).

Propolis
Propolis gibt es gegen Mandelentzündung in Form einer alkoholisch-wässrigen Urtinktur (Propolisept® Tropfen) nach Vorschrift des Homöopathischen Arzneibuchs in der Apotheke. Es gibt auch Fertigarzneimittel damit.

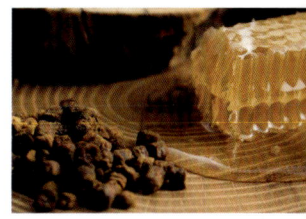

Propolis

Kombinationspräparat aus Eibischwurzel & Co.
Ein Kombinationspräparat aus Eibischwurzel, Eichenrinde, Kamillenblüten, Löwenzahn-, Schachtelhalm- und Schafgarbenkraut sowie Walnussblättern gibt es auch als Fertigpräparat (Imupret®) in der Apotheke zu kaufen. Man setzt es gegen wiederholt auftretende, chronische Atembeschwerden, vor allem jedoch gegen Mandelentzündung ein. Dabei wirken alle Inhaltsstoffe mit Ausnahme der Walnussblätter immunmodulierend (s. Anhang, *Lexikon*), Kamillenblüten, Schachtelhalm- und Schafgarbenkraut wirken antientzündlich. Man kennt weder Neben- noch Wechselwirkungen; nur wer eine Allergie gegen Korbblütler hat, muss vorsichtig sein.

Erfreulicherweise gibt es außer den Kapseln auch ein Flüssigpräparat, von dem Erwachsene bei einer akuten Mandelentzündung 5- bis 6-mal täglich 25 Tropfen, Schulkinder 15 Tropfen, Kleinkinder und Säuglinge 5–10 Tropfen nehmen. Nach Abklingen der Symptome nimmt man das Präparat noch etwa eine Woche ein.

Da das Medikament gut verträglich ist, kann man es für eine Langzeittherapie verwenden, um ein wiederholtes Auftreten der Erkrankung und chronische Atemwegsinfekte zu verhindern.

Rachen-, Kehlkopf- und Luftröhrenentzündung

Auch eine **Entzündung der Rachenschleimhaut** wird meist durch Erkältungsviren verursacht. Dazu kann eine Zweitinfektion durch Bakterien (Streptokokken) kommen. Zu den Symptomen gehören Halsschmerzen, Schluckbeschwerden, Räusperzwang, Fieber und eine Schwellung der Halslymphknoten.

Für die **Kehlkopfentzündung** gilt Ähnliches. Sie ist ebenfalls in der Regel viral bedingt und wird durch trockene Luft, Rauchen, aber auch durch akute Stimmüberlastung gefördert. Zu den Symptomen gehören Heiserkeit bis hin zur Stimmlosigkeit, eventuell Räusperzwang, Hustenreiz sowie Schmerzen auf Kehlkopfhöhe.

Eine **Luftröhrenentzündung** wird auch durch Viren verursacht und durch Rauchen oder Inhalation von Reizgasen gefördert. Brennende Schmerzen hinter dem Brustbein und selten Auswurf gehören dazu.

Die Pflanzenheilkunde kann bei Symptomen wie Halsschmerzen, Heiserkeit oder Kratzen im Hals helfen. Dabei genügt sie oft allein oder wird durch konventionelle Medikamente unterstützt.

Eines ist aber klar: Eine Heiserkeit, die länger als drei Wochen andauert, muss ärztlich untersucht werden.

Wie heilt die Phytotherapie?

– Bei einer Rachenentzündung hilft Gurgeln mit Auszügen aus Salbeiblättern und Kamillenblüten. Auch das schluckweise Trinken von Auszügen aus Spitzwegerichkraut in Form eines Frischpflanzenpresssaftes oder Sirups wirkt. Das Lutschen von Bonbons mit ätherischem Salbeiblätteröl kann die Beschwerden reduzieren.
– Bei Rachen- und Kehlkopfentzündung helfen Kamillenblüten und Salbeiblätter. Spitzwegerichkraut und Umckaloabowurzel setzt man bei Rachenentzündung ein, Propolis zusätzlich bei Kehlkopfentzündung. Kamillenblüten und Salbeiblätter helfen bei Luftröhrenentzündung.

Allgemeine Hilfsmaßnahmen

– Mindestens zwei Liter am Tag trinken, am besten einen Tee aus gleichen Mengen an Salbeiblättern, Thymiankraut und Kamillenblüten.
– Nur weiche oder flüssige Kost zu sich nehmen.
– Keine Milch trinken, da sie verschleimend wirkt. Auf scharf gewürzte Speisen und Obstsäfte verzichten, da sie die Schleimhaut reizen und dadurch Schmerzen verstärken können.
– Bei einer Kehlkopfentzündung die Stimme schonen, das heißt: kein Flüstern und Räuspern, gegebenenfalls auf das Rauchen verzichten.
– Liegen Entzündungen im Mund und Rachenraum vor, die auf diesen Bereich beschränkt sind, lindern vor allem Pastillen, Lutschtabletten und Gurgelwässer die Beschwerden.

Pflanzliche Wirkstoffe zum Einnehmen

Auch bei diesen Erkältungsproblemen helfen die Afrikanische Umckaloabowurzel, Salbeiblätter und Spitzwegerichkraut (s. S. 173) sowie Folgendes:

Blutwurz

Der Name „Blutwurz" (*Tomentillae rhizoma*) geht auf Bruch- und Schnittstellen der frisch ausgegrabenen Wurzel zurück, die sich sozusagen „blutrot" verfärben. Von der Pflanze verwendet man den von den Wurzeln befreiten Wurzelstock. Seine Inhaltsstoffe wirken antibakteriell, antiallergisch und antiviral. Man wendet sie unter anderem für Mundspülungen und Pinselungen bei leichten Schleimhaut-Entzündungen des Mund- und Rachenraumes an. Die empfohlene Tagesdosis beträgt 4–6 Gramm.

Blutwurz

Propolis

Propolis hilft auch gegen Rachen-, Kehlkopf- und Luftröhrenentzündung in Form einer alkoholisch-wässrigen Urtinktur nach Vorschrift des Homöopathischen Arzneibuchs (Propolisept®) in der Apotheke. Man kann gereinigtes Propolis auch kauen oder als Propolispulver in Halspastillen lutschen.

Informationen hierzu finden Sie auch in *Teil VI* ab S. 169.

Weitere Hilfen bei Beschwerden rund um Erkältungen, Grippe und grippale Infekte wie Kopfschmerzen, Heiserkeit usw.. können Sie in meinem Buch *Erkältungen natürlich behandeln* (s. Anhang, *Quellen*) finden.

Magen-Darm-Viren

Im Fachjargon nennt man eine Magen-Darm-Grippe Gastroenteritis. Viren, die Magen-Darm-Beschwerden verursachen, gehören zu den RNA-Viren, genauer zur Familie der Caliciviren (*Caliciviridae*). Sie haben außer ihrem Kapsid keine Hülle. Der Name kommt von den kelchförmigen Vertiefungen, die sich darauf befinden (lat. *calix* = Kelch).

Zur gleichen Familie gehört das Norovirus. Man steckt sich durch Schmierinfektionen (s. Anhang, *Lexikon*) und verunreinigte Lebensmittel an. Innerhalb von 24 Stunden kommt es dann zu heftiger Übelkeit, Durchfall und Erbrechen.

Auch die bereits bei den Erkältungen erwähnten Coronaviren können Beschwerden des Magen-Darm-Trakts (z. B. Magen-Darm-Grippe) verursachen.

Wann benötigt man ärztliche Hilfe?

Sofern Durchfall spontan auftritt und mithilfe natürlicher Mittel nach ein bis drei Tagen verschwunden ist: wunderbar. Dauert es länger, sollte man besser ärztliche Hilfe in Anspruch nehmen. Das gilt sofort, wenn Blut, Eiter, Schleim oder Fett im Stuhl sind oder der Durchfall besonders stark ist und Flüssigkeitsverluste nicht ausgeglichen werden können. Selbstverständlich müssen Säuglinge und Kleinkinder sofort zum Arzt.

Warten sollte man auch nicht, wenn der Durchfall nach einer Fernreise auftritt. Auch wenn man gleichzeitig Fieber bekommt, sollte man nicht zögern.

… *natürlich behandeln*

Spontan auftretender Durchfall kann in leichten Fällen ganz einfach natürlich behandelt werden. Die Möglichkeiten sind zahlreich und Sie können die für Sie wirksamste und angenehmste Variante auswählen. Außer Grünem Tee und der Eichenrinde (beide s. *Teil VI* ab S. 151) helfen die folgenden Substanzen in der Regel auch gegen Viren.

Heidelbeeren

Ein wahres Wundermittel sind Heidelbeeren (*Vaccinium myrtillus L.*). Ihre Wirkung auf Viren ist zwar nicht untersucht, dennoch soll dieses Heilmittel aufgeführt werden, da es so gut bei Durchfall hilft. Ein Fläschchen Mutter-saft, bei Bedarf mit etwas Wasser verdünnen und süßen, stellt

Heidelbeeren

in der Regel das Gleichgewicht des Körpers wieder her, vertreibt die Krankheitserreger und sorgt dafür, dass man sich nach etwa zwei Tagen wieder pudelwohl fühlt. Auch getrocknete Heidelbeeren, die man z. B. in der Apotheke erhält, sind wirkungsvoll. Man kann auch einen Tee daraus zubereiten. Die Beeren wirken antibakteriell, adstringierend und aufgrund der Gerbstoffe und Pektine stopfend, vor allem bei leichten, unspezifischen Sommerdurchfällen. Kaut man mehrmals fünf bis zehn Gramm der ganzen, getrockneten Beeren, werden die enthaltenen Gerbstoffe langsam im Darm freigesetzt und üben so ihre stopfende Wirkung bis in die tiefer gelegenen Darmabschnitte aus. Die Beeren bieten auch die Möglichkeit, sie in den Urlaub mitzunehmen – sofern das jeweilige Land dies gestattet.

Odermennigkraut

Das Odermennigkraut (*Agrimoniae herba*) wirkt antiviral. Wenden Sie die Heilpflanze an, sollten Sie Ihren Arzt informieren, sofern Sie andere Medikamente einnehmen, da manche Arzneistoffe verzögert oder gar nicht aufgenommen werden. Ansonsten kennt man weder

Odermennig

Gegenanzeigen, Wechsel- noch Nebenwirkungen.

Üblicherweise beträgt die Tagesmenge 3–6 Gramm, Zubereitungen entsprechend.

Das Heilkraut wendet man getrocknet an und verrührt dafür mehrmals täglich eine Messerspitze oder einen gestrichenen Teelöffel des Pulvers in Wasser und nimmt dies ein.

Teezubereitung: 1 Teelöffel geschnittenes Odermennigkraut mit 1 Tasse heißem Wasser übergießen, 5–10 Minuten ziehen lassen, absieben und 3-mal täglich 1 Tasse vor den Mahlzeiten trinken.

Wichtig ist, dass der Flüssigkeits- und Mineralstoffverlust ausgeglichen wird, z. B. mithilfe von Kräutertee. Können die Flüssigkeitsverluste damit nicht ersetzt werden, empfiehlt die WHO (Weltgesundheitsorganisation) Erwachsenen 2–3 Liter Glukose-Elektrolytlösung (fertig erhältlich in Apotheken – bei Diabetes nicht ohne ärztlichen Rat!). Als Nahrungsaufbau dienen Schleimsuppen (z. B. Haferschleim) und/oder geriebene Äpfel (Rohapfeldiät), deren Pektine die gesundheitsschädlichen Stoffe und Flüssigkeit binden. Auch Möhrensuppen sind geeignet. Trockenhefe aus der Pilzart *Saccharomyces cerevisiae* und die Uzarawurzel (*Uzarae radix*, erhältlich z. B. in Apotheken) vermindern die Darmbeweglichkeit und Flüssigkeitsabgabe. Blähende Speisen, Milch und Milchprodukte sollte man fürs Erste besser meiden.

Hepatitis (Leberentzündung)

Hepatitis wird durch verschiedene Viren verursacht, z. B. auch von den Hepeviren (*Hepeviridae*). Es sind RNA-Viren, die keine Hülle besitzen und ihr Kapsid hat eine zwanzigflächige Form (Ikosaeder). Sie führen zu Hepatitis (HEV). Man steckt sich über fäkal-orale Schmierinfektionen (s. Anhang, *Lexikon*) an. Dementsprechend kommt es gehäuft in Ländern mit schlechter Hygienesituation vor.

Hepatitis B

Ein Erreger der Hepatitis gehört zu den DNA-Viren, genauer zur Familie der Hepadnaviren (*Hepadnaviridae*). Der Name „Hepadna" leitet sich von dem Ort ihres Angriffs ab: der Leber (lat. *hepar* = Leber). Diese Viren besitzen ein kubisches Kapsid, das zusätzlich von einer Hülle umgeben ist. Von dieser Familie ist der wichtigste Vertreter der Hepatitis-B-Virus (HBV), der zu einer Leberentzündung führt, die zu den häufigsten Infektionskrankheiten auf unserem Planeten zählt. Alle anderen Hepatitis-Viren (A, C, D, E) sind RNA-Viren. Hepatitis-B-Viren sind hochansteckend. Man infiziert sich meist über Geschlechtsverkehr oder über infiziertes Blut. Besonders gefährdet sind auch Drogenabhängige und Menschen, die im Gesundheitswesen mit Blut und Blutprodukten arbeiten. Sogar bei der Geburt kann sich das Neugeborene bei der Mutter infizieren.

Typisch für Hepatitis B können Fieber, Übelkeit und Appetitlosigkeit sein. Bei einem Drittel der Infizierten kommt es nach einigen Krankheitstagen zu einer Verfärbung des Urins und einer Gelbfärbung der Haut, die als Gelbsucht bezeichnet wird. Glücklicherweise heilt eine akute Hepatitis-B-Infektion in der Regel völlig aus. Bei zehn Prozent der Erwachsenen wird die Krankheit chronisch. Das erkennt man daran, dass Antikörper, die gegen das Virus gerichtet sind, länger als sechs Monate nach der Infektion im Blut eines Patienten nachzuweisen sind.

Hepatitis C

Hepatitis C wird durch das Hepatitis-C-Virus (HCV) übertragen. Es gehört zur Gattung der Hepaciviren und wird vor allem durch kontaminiertes Blut übertragen, zum Beispiel bei Bluttransfusionen oder beim sogenannten „Needle-Sharing" von Drogenabhängigen. Der Hepatitis-C-Erreger ist ein RNA-Virus und die häufigste Form der durch Bluttransfusionen entstehenden Hepatitis-Erkrankungen.

Weltweit sind etwa 160 Millionen Menschen chronisch mit Hepatitis C infiziert. Das Virus ist eine Hauptursache von Leberzirrhose und Leber-Tumoren. Es ist die häufigste Indikation für Lebertransplantationen. Das große Problem dabei ist, dass die Krankheit durch eine Transplantation nicht unbedingt besiegt ist: Hat ein Patient noch Viren im Blut, können diese das Spenderorgan erneut infizieren. Deshalb benötigt man antivirale Strategien, die eine Infektion bereits im frühen Stadium verhindern können. Die übliche Therapie ist kostenintensiv, hat oft Nebenwirkungen und nicht zuletzt kann eine Beseitigung der Infektion nicht garantiert werden.

Pflanzliche Medikamente

Außer dem Grünen Tee (s. S. 159) und der Liponsäure (s. S. 100) helfen die folgenden Heilpflanzen.

Mariendistelfrüchte

Mariendistelfrüchte (*Cardui mariae fructus*) wirken leberschützend, indem sie unter anderem die Zellmembranen stabilisieren und freie Radikale binden. Sie fördern auch die Regeneration der Leber. Das in der Mariendistel (*Silybum marianum*) als Hauptwirksubstanz enthaltene Silibinin bindet an die Membraneiweiße der Leberzelle und verhindert dadurch das Eindringen leberschädigender Verbindungen.

Mariendistel

Man nimmt als mittlere Tagesdosis 12–15 g des Heilkrauts, darin sollten etwa 200–400 mg Silibinin enthalten sein.

Man bekommt sie als zerkleinertes Heilkraut für Aufgüsse und andere Zubereitungen. Damit die wirksamen Flavanonolderivate in den Tee übergehen, sollte man die Früchte vorher zerkleinern. Die Wirksamkeit ist erhöht, wenn die Inhaltsstoffe angereichert sind wie dies in Silymarin (s. Folgendes) der Fall ist.

Der Tee aus Mariendistelfrüchten hat einen faden, fettigen Geschmack, den man durch Zugabe von fünf Prozent Fenchelfrüchten verbessern kann.

Silymarin, Naturstoffgemisch
(Wirkstoffkonzentrat mit Mariendistelfrüchten)

Das Naturstoffgemisch mit Mariendistelfrüchten (*Cardui mariae fructus*) wirkt schützend auf eine geschwächte Leber und fördert die Regeneration der besonders aktiven Leberzellen, die etwa 80 Prozent des Lebervolumens entsprechen. Außerdem wurde eine antivirale Wirksamkeit nachgewiesen, die sich in einer Reduktion der viralen RNA äußert. Entsprechend ist das Präparat wichtig, wenn es um die Gesundung bei entzündlicher Lebererkrankung geht, insbesondere wenn es sich um eine akute Hepatitis handelt. Es ist vor allem bei Hepatitis C hilfreich, zusammen mit Interferon und Ribavirin.

Vorsicht bei Dialysepatienten:
Das Präparat darf man nur in dialysefreien Intervallen geben.

Dosierung: Bei den Präparaten mit Silymarin beginnt man mit einer Anfangsdosis von 400 bis 420 mg und fährt dann mit 210–280 mg Silymarin fort. Es gibt Fertigarzneimittel als Kapseln oder Dragees zu kaufen, die 70, 140, 156 oder 200 mg des Silymarin-Komplexes enthalten.

Kombinationen mit anderen pflanzlichen Präparaten gibt es nicht.

Studien gibt es mit Legalon®-Präparaten, die eine schnelle Freisetzung und eine hohe Bioverfügbarkeit des Wirkstoffs vorweisen können. Bei Einnahme von Interferon-Medikamenten aufgrund von Hepatitis C empfiehlt sich die gleichzeitige Gabe von Legalon® SIL-Ampullen (Silibinin-dihydrogensuccinat), da die Interferonpräparate dann besser vertragen werden.

Im Rahmen einer Studie konnte der Krankheitsverlauf bei konsequenter dreimonatiger Anwendung von Legalon® bei akuter Virushepatitis günstig beeinflusst werden.

Bei einer chronischen Hepatitis C konnte dosisabhängig mit Legalon®-SIL-Ampullen (5–20 mg/kg Körpergewicht und Tag) über 7 bzw. 14 Tage eine Reduzierung der Virenbelastung erreicht werden. Die Patienten reagierten dabei nicht auf eine alleinige Therapie mit Interferon/Ribaverin. Ergänzte man diesen Standard zusätzlich mit Silymarin, verstärkte sich der Effekt. Drei Monate nach der Therapie konnten bei Patienten, die 15 oder 20 mg Silymarin über sieben Tage sowie über weitere sieben Tage zusätzlich Interferon/Ribaverin erhalten hatten, keine Viren mehr nachgewiesen werden. Generell wurden die Interferon-Nebenwirkungen reduziert.

Koreanische Forscher haben auch eine Wirksamkeit von Silymarin gegen Grippe-Viren entdeckt. Sie stellten sogar fest, dass ein konventionelles Standardmedikament, das als Kontrollsubstanz bei der Studie diente, nur etwa halb so gut wirkte wie der Silymarinextrakt. Leider ist die Wirkung gegen Grippe bislang nur an Tieren festgestellt worden. Das heißt: Eine Untersuchung an Menschen wäre dringend erforderlich, da Grippeviren zunehmend resistent gegen konventionelle Grippemittel werden.

Sojaphospholipide

Sojaphospholipide (*Lecithinum ex soja*) wirken leberschützend, indem Sie dafür sorgen, dass Zellmembranen (s. Anhang, *Lexikon*, Stichwort „Membranen") beschleunigt regeneriert und stabilisiert werden.

Man nimmt täglich 1,5–2,7 g Phospholipide aus Sojabohnen mit 73–79 Prozent 3-sn-Phosphatidylcholin ein. Diese erhält man nur als Fertigarzneimittel in Form sogenannter EPL-Substanzen abgefüllt in Kapseln in der Apotheke.

Eine Kombination mit anderen Pflanzenwirkstoffen gibt es leider nicht.

Es gibt eine Studie, die die Kombination der Sojaphospholipide mit Interferon-alpha bei 300 Patienten mit chronischer Hepatitis B und Hepatitis C untersuchte. Sie waren schon länger als sechs Monate von der Krankheit betroffen. Die Wirkung wurde anhand eines Virenenzyms (s. Anhang, *Lexikon*, Stichwort „Enzym"), der sogenannten Transaminase, kontrolliert. Die Patienten nahmen nach Abschluss der Interferon-Therapie für weitere 24 Wochen die Sojapräparate ein. Verglichen wurde mit einem Scheinmedikament.

Mehr als 70 Prozent der Patienten, die das Sojapräparat einnahmen, reagierten mit einer Reduktion des Virusenzyms um mehr als die Hälfte, während dies bei den Patienten aus der Placebo-Gruppe nur bei 56 Prozent der Fall war. Auch Rückfälle waren bei denjenigen, die das Sojapräparat einnahmen, deutlich geringer (41 Prozent der Patienten im Vergleich zu 15 Prozent in der Kontrollgruppe). Die Schlussfolgerung aus dem Experiment war, dass es für Patienten mit chronischer Hepatitis C zu empfehlen ist, das Sojapräparat gemeinsam mit der Interferonbehandlung durchzuführen. Damit kann man die mangelhafte Reaktion auf die Interferonbehandlung erhöhen und die hohe Rückfallquote nach Absetzen von Interferon-alpha senken.

Auch Minze (s. S. 140) und der Pilz Reishi (s. S. 149) wirken gegen Hepatitis.

Bewährte Teerezeptur für die Leber

50 g Mariendistelfrüchte   20 g Boldoblätter
30 g Löwenzahnwurzel mit -kraut

Von dieser Teemischung 1 Esslöffel mit etwa 150 ml kochendem Wasser übergießen, 10–15 Minuten ziehen lassen, absieben. Nach jeder Mahlzeit 1 Tasse davon trinken.

Der bekannte Heilkundler A. Vogel (s. Anhang, *Quellen*) empfahl zur Regeneration der Leber frischen Möhrensaft zu trinken: 100 ml täglich, besser aber mehr. Heiße Kräuterwickel auf diesem Organ unterstützen es ebenfalls.

Herpes

Unter dem Namen „Herpes" fasst man eine Gruppe von Virusinfektionen zusammen, die immer wieder auftreten, örtlich begrenzt sind und sich als eine Gruppe von Bläschen zeigen. Je nach erkrankter Körperregion spricht man von *Herpes facialis* (Gesicht), *Herpes labialis* (Lippen), *Herpes nasalis* (Nase), *Herpes buccalis* (Wangen) oder *Herpes genitalis* (Geschlechtsorgane). Das Gemeinsame ist ein Virus, der sich in Nervenzellen „versteckt" und immer wieder ausbricht. Auslöser sind häufig Stress, starkes Sonnenlicht oder belastende Lebenssituationen. Man bemerkt den erneut aktiven Virus an Anzeichen wie Juckreiz, Kribbeln und Schmerzempfindlichkeit an der betroffenen Stelle. Dann bilden sich flüssigkeitsgefüllte Bläschen. Greift man bei ersten Anzeichen sofort zu Gegenmaßnahmen, kann man den Ausbruch des Virus oft verhindern (s. auch kolloidales Silber, S. 191).

Rein wissenschaftlich gehören die Herpesviren zu den DNA-Viren: Sie besitzen ein kubisches Kapsid, das von einer weiteren Hülle ummantelt ist. Sie sind bei Mensch und Tier weltweit verbreitet und werden durch Tröpfcheninfektion (z. B. durch Sprechen, Husten, Niesen) sowie direkte (z. B. durch Küssen, Geschlechtsverkehr) oder indirekte Schmierinfektionen (z. B. Hände, Trinken aus demselben Glas) übertragen. Auch bei der Geburt ist eine Übertragung von der Mutter auf das Kind möglich.

Folgende Gattungen und Arten der Herpesviren, die alle zur Familie der Herpesviren (*Herpesviridae*) gehören, führen beim Menschen zu Erkrankungen:

Art	Gattung	Unterfamilie
Herpes-simplex-Virus 1 (HSV 1, HHV* 1) Lippenherpes	Simplexvirus	Alphaherpesviren (*Alphaherpesviridae*)
Herpes-simplex-Virus 2 (HSV 2, HHV 2) Genitalherpes	Simplexvirus	Alphaherpesviren (*Alphaherpesviridae*)
Varicella-Zoster-Virus (HSV 3) Windpocken und Gürtelrose	Varicellavirus	Alphaherpesviren (*Alphaherpesviridae*)
Zytomegalievirus (HHV 5)	Zytomegalievirus Roseolovirus	Betaherpesviren (*Betaherpesviridae*)
Epstein-Barr-Virus (HHV 4) Pfeiffersches Drüsenfieber	Lymphokryptovirus Rhadinovirus	Gammaherpesviren (*Gammaherpesviridae*)
Humanes Herpesvirus 6 (HHV 6) 3-Tage-Fieber bei Kleinkindern und Säuglingen	Zytomegalievirus Roseolovirus	Betaherpesviren (*Betaherpesviridae*)
Humanes Herpesvirus 7 (HHV 7) 3-Tage-Fieber bei Kleinkindern um die 26 Monate	Zytomegalievirus Roseolovirus	Betaherpesviren (*Betaherpesviridae*)
Humanes Herpesvirus 8 (HHV 8) möglicherweise Krebs	Lymphokryptovirus Rhadinovirus	Gammaherpesviren (*Gammaherpesviridae*)

* HHV = humanes Herpesvirus

Hat dieser Virus einen Körper infiziert, verbleibt er in der Regel passiv im Körper ohne Symptome zu verursachen und kann nach unterschiedlich langen Zeiträumen (manchmal erst Jahre später) reaktiviert werden. In der aktiven Phase kommt es dann zu den Symptomen.

Aus Sicht der konventionellen Medizin ist ein Herpesbefall nicht heilbar. Dies ist auch deshalb so, weil die Viren in ihrer Ruhephase im Körper bleiben und sich dann in den Nervenenden des Nervs, der im betroffenen Körperteil verläuft, verstecken. Von dort aus werden sie bei geschwächten Abwehrkräften, z. B. bei Stress (s. vorher), freigesetzt. Mit den verordneten Virostatika hemmt man zwar das Virenwachstum oder zerstört die freigesetzten Viren, doch die Nebenwirkungen sind oft heftig.

Lippenherpes – Herpes-simplex-Virus 1

Das Herpes-simplex-Virus vom Typ 1 ist der Erreger des Lippenherpes (*Herpes labialis*). Es ist nicht ungewöhnlich, damit infiziert zu sein: Weltweit sollen bis zu 90 Prozent der Menschen seit ihrer Kindheit HSV 1 tragen. Die erste Infektion bemerkt man meist gar nicht, denn in der Regel verläuft sie ohne Symptome. Bei knapp einem Drittel der Infizierten kommt es später regelmäßig zu neuen Ausbrüchen von Lippenherpes mit den typischen Lippenbläschen.

Übertragen werden kann dieser Plagegeist durch Tröpfchen- oder Schmierinfektion (s. Anhang, *Lexikon*). Er befällt zuerst Haut- und Schleimhautzellen im Mundbereich. Von dort gelangt er in die für diesen Hautbereich zuständigen Nervenzellen und schließlich in die zugehörigen Nervenknoten (Ganglien). Dort gefällt es ihm so gut, dass er ein Leben lang bleibt – auch nach einer überstandenen Erkrankung –, und in einen passiven Zustand übergeht. Reaktivieren können ihn folgende Faktoren, das heißt, er führt wieder zu einer Erkrankung, z. B. bei:

– Fieber
– anderen Erkrankungen
– Verletzungen
– Sonnenstrahlung/UV-Licht

- Stress
- Veränderungen im Hormonhaushalt (z. B. während des Menstruationszyklus)
- Medikamenten, die das Immunsystem unterdrücken.

Erwachsene sollten daran denken, die pflanzlichen Heilmittel sofort bei den ersten Anzeichen (Brennen der Lippen) aufzutragen, auch wenn noch keine Bläschen zu erkennen sind. Beginnt man die Therapie frühzeitig, entstehen in der Regel auch keine Bläschen. Leider sind bei generalisierten Herpes-simplex-Infektionen pflanzliche Mittel nicht ausreichend. Dann sollte man besser zum Arzt gehen und stärkere Geschütze auffahren. Vorsichtig sein müssen auch Patienten, die bereits eine Hauterkrankung aufweisen (z. B. ein Ekzem), denn es besteht die Gefahr, dass sich die Virusinfektion auf der vorgeschädigten Haut ausbreitet. Dann hilft eine örtliche Therapie nicht mehr weiter.

Sie erhalten die pflanzlichen Medikamente als Salben und einen Lippenstift mit Echinaceaextrakt in der Apotheke oder über das Internet.

Sowohl bei Herpes-simplex vom Typ 1 als auch Typ 2 ist ein standardisierter **Melissenblätterextrakt** eindeutig das Pflanzenheilmittel erster Wahl (s. *Teil VI*). Er soll auch helfen, dass sich Viren nicht weiter vermehren können. **Sonnenhutkraut-Salbe** kann in manchen Fällen auch wirken. Man erhält sie als Lippenstift mit Sonnenschutz und als Salbe. Sehr gut hilft auch eine **Rhabarber-Salbeicreme** (s. Salbei auf S. 170).

Zur Vorbeugung dient eine **Propolissalbe**, die 10–15 Prozent Propolis enthält. Man wendet sie vorbeugend ein- bis zweimal täglich an. Während einer Bergtour sollte man sie mehrmals täglich auftragen. Sind bereits Bläschen vorhanden, ist eine tägliche Anwendung empfehlenswert; man trägt sie zwei- bis dreimal dünn auf.

Auch **australisches Teebaumöl** (*Melaleucae alternifoliae aetheroleum*) setzt man gegen Lippen- und (s. *Teil VI*) Genitalherpes ein. Man verwendet es unverdünnt oder verdünnt nach dem australischen Qualitätsstandard (es sollte mindestens 30 Prozent Terpinen-4-ol enthalten). Verdünnt wird es 1:1 zum Beispiel mit Mandel- oder Sojaöl als individuelle Rezeptur, die man in Apotheken erhalten kann. Man tupft wenige Tropfen davon mehrmals auf die Bläschen auf. Bei Genitalherpes sollte man nur verdünntes Öl auftragen. Eine Pilotstudie mit 5-prozentiger Teebaumöllösung zeigte bei Herpes-simplex-Virus-Infektionen vom Typ 1 eine positive Wirkung. Vorbeugend angewendet wurde die Entstehung von Herpesbläschen unterdrückt und auch von einer juckreizstillenden und entzündungshemmenden Wirkung wurde berichtet.

Außerdem soll die Kaktuspflanze **Aloe vera** (s. *Teil VI*) gute Dienste leisten, indem man ihren Saft auf die Herpesbläschen auftupft.

Allgemeine Maßnahmen

Außer den Heilpflanzen hilft Folgendes:

Bei wiederkehrenden Herpesinfektionen wirkt eine **Vollwert-ernährung** mit einem hohen Anteil an Frisch- und Rohkost unterstützend. Außerdem sollte man Lebensmittel meiden, die den Eiweißbaustein Arginin (s. S. 115) enthalten, da er Nahrung für die Herpesviren ist; hierzu zählen: Erd- und andere Nüsse, Schokolade, Getreide und Mandeln.

Nach Möglichkeit sollte man **Überanstrengung, Stress und übermäßige Sonneneinstrahlung reduzieren**, da sie die allgemeine Abwehr schwächen und damit der Herpesinfektion die Basis bereiten.

Um die Abwehr zu steigern sind **Wechselduschen, kalte Güsse und ansteigende Bäder** sinnvoll.

Häufiges **Händewaschen** reduziert die Verbreitung des Virus.

Auf alle Fälle sollte man den **Kontakt meiden** zwischen befallener Körperstelle und anderen Personen, damit keine Übertragung stattfinden kann. Waschlappen und Handtücher sollte der Patient alleine verwenden. Bei Genitalherpes sollte man nur geschützten Sex (Kondome beim Mann) haben.

Die Herpesbläschen sollte man nur mit **Einwegmaterial** wie Kosmetiktüchern abtupfen; anschließend wegwerfen.

Hausmittel

Es gibt auch noch einige Hausmittel gegen Lippenherpes, die den Virus auf natürliche Weise bekämpfen sollen (Quelle: *wikihow*, s. Anhang), viele davon wirken sowohl bei Genital- als auch bei Lippenherpes.

Olivenöl

Olivenöl enthält die Substanz Dinitrochlorbenzol. Sie soll eine wesentliche Rolle bei der Behandlung von Herpesinfektionen spielen. Man wendet das Öl an, indem man eine Tasse (etwa 250 ml) davon in einem Topf erhitzt und etwas Lavendelöl und Bienenwachs hinzugibt. Die abgekühlte Mischung kann man auf den betroffenen Bereich mit einem Wattebausch auftupfen.

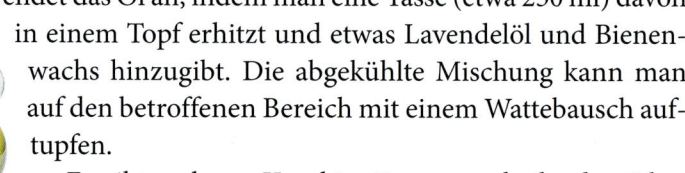

Olivenöl

Es gibt mehrere Kombinationen aus heilenden ätherischen Ölen, die man direkt auf die Wunden aufbringen kann, um die Heilung der Herpesbläschen zu beschleunigen. Zum Beispiel bietet sich Pfefferminzöl an, das man mit Lavendel- und Olivenöl mischen und direkt auf die Bläschen auftragen kann.

Manuka-Honig

Manuka-Honig aus Australien wird derzeit als Allheilmittel gepriesen. Tatsächlich weiß man, dass einige Honigsorten bei der Wundbehandlung hilfreich sind. Manuka-Honig, auch als Südseemyrten-Honig bezeichnet, hat antibakterielle und antivirale Eigenschaften. Daher kann er auch bei der schnellen Heilung von Herpesbläschen helfen. Dafür muss man nur den dickflüssigen Honig mehrmals täglich an und um die betroffene Region bzw. die Bläschen auftragen. Dabei hilft ein Wattebausch oder ein Wattestäbchen. Möglicherweise brennt es zuerst leicht, nach einiger Zeit spürt man dann nur noch eine Art Taubheit an der betroffenen Stelle. Bei Genitalherpes sollte man sich nach dem Auftragen des Honigs eine Zeit lang hinlegen, damit der Honig auf den betroffenen Hautstellen bleibt und nicht wegfließt.

Schwarzteeblätter

Schwarzteeblätter enthalten ebenso wie Melissenblätter hohe Konzentrationen an Tannin. Dieser Wirkstoff hat sowohl entzündungshemmende als auch antivirale Eigenschaften. Zusätzlich enthält der Tee-Extrakt reichlich sogenannte Theaflavine, die speziell bei der Behandlung von Herpes helfen. Damit sollen die Herpessymptome gelindert und die Heilung gefördert werden.

Schwarztee

Rezept: 2 Teelöffel Teeblätter oder 2 Teebeutel in ein Glas (250 ml) geben und mit sprudelnd heißem Wasser aufgießen. Den Tee einige Minuten ziehen und abkühlen lassen. Die Flüssigkeit warm auf den betroffenen Bereich auftragen.

Alternativ kann man die mit weniger Wasser aufgegossenen Teebeutel verwenden, die man abgekühlt einige Minuten direkt auf die Bläschen legt und anschließend wegwirft. Diese Behandlung sollte man mindestens dreimal täglich wiederholen und so lange fortführen, bis die Bläschen vollständig abgeheilt sind.

Kaffee

Ähnliches gilt für Kaffee, vor allem wenn er direkt auf den betroffenen Bereich aufgetragen wird. Studien zeigten sogar, dass Kaffee das Virus daran hindern kann, sich auf andere Zellen auszubreiten. Dafür wird eine Tasse Kaffee zubereitet; während des Trinkens kann man die Bläschen damit benetzen und dann trocknen lassen. Wem das zu umständlich ist, der kann etwas Kaffeeextraktpulver in warmem Wasser auflösen und es mit einem Wattebausch oder -stäbchen auf die Bläschen auftragen und trocknen lassen.

Calendula- und Jojobaöl

Calendula- oder auch Jojobaöl können alleine oder als Mischung aufgetragen werden und helfen ähnlich wie das Oreganoöl (s. S. 140).

Lysin

Lysin (als Nahrungsergänzung erhältlich) ist einer der lebenswichtigen Eiweißbausteine, die unser Körper zwar benötigt, aber nicht selbst bilden kann. Deshalb muss man es mit der Nahrung zuführen. Gute Quellen dafür sind Lebensmittel mit sehr hohem Eiweißgehalt, wie Eier, Fleisch (vor allem rotes Fleisch, Lamm, Schwein und Geflügel), Sojabohnen, Erbsen, Käse (vor allem Parmesan) und bestimmte Fischarten (z. B. Kabeljau/Dorsch und Sardinen). Lysin soll allerdings eher zur Vorbeugung eines Herpesausbruches dienen als zur Heilung.

Manche Studien besagen auch, dass Lysin bei einer aktiven Herpes-Simplex-Infektion gut ist. Daher kann man es als zusätzliches, natürliches Heilmittel gegen Herpes versuchen – zusammen mit Epsom-Salz oder Echter Aloe zum Beispiel. Allerdings soll Lysin beim Herpes-Simplex-Virus Typ 2 wirkungsvoller sein als beim Typ 1.

Leider ist die Studienlage zu Lysin dürftig. Man geht aber davon aus, dass der Eiweißbaustein einen anderen (Arginin) verdrängt, den die Herpes-Viren zum Wachstum benötigen. Auf diese Weise soll Lysin Herpes und seine Symptome lindern. Dafür benötigt man eine Tagesmenge zwischen 0,5 und 4 Gramm Lysin (s. S. 115).

Genitalherpes – Herpes-simplex-Virus 2

Das Herpes-simplex-Virus vom Typ 2 (HSV 2) führt zu Genitalherpes (*Herpes genitalis*). Unschwer vorzustellen, wird dieser Erreger vor allem durch sexuelle Kontakte übertragen. In Mitteleuropa geht man davon aus, dass etwa 15 Prozent der Bevölkerung mit diesem Virus infiziert ist. Dieser Plagegeist dringt über die Schleimhautzellen des Genitalbereichs in den Körper ein und bleibt dann ebenfalls das ganze Leben in den zugehörigen Nervenknoten. Zum Krankheitsausbruch führen dieselben Faktoren wie beim Lippenherpes.

Das Citral und Citronnellal der Melisse sollen der Grund für ihre Wirkung gegen Genitalherpes sein. Dagegen hilft dieselbe Melissen-creme (s. *Teil VI*) wie für Lippenherpes – abgesichert durch Human-studien. Nebenwirkungen sind keine bekannt. Auch einige der anderen Präparate, die gegen Lippenherpes helfen, wirken bei Genitalherpes (s. o.). Das folgende Hausmittel soll gegen Genitalherpes helfen.

Bad mit Epsom-Salz

Epsom-Salz kennt man auch unter dem Namen „Bittersalz". Es enthält Magnesiumsulfat und andere Mineralien, die helfen sollen, den Herpes-Ausschlag auszutrocknen und zu beruhigen. Es soll die Schmerzen und den Juckreiz lindern, die eine Herpesinfektion mit sich bringen. Dafür lässt man warmes Wasser in die Badewanne ein und gibt mindestens eine halbe Tasse oder auch mehr Bittersalz hinzu und verrührt es so lange, bis es sich aufgelöst hat. Es wird empfohlen, mindestens 20 Minuten darin zu baden. Anschließend insbesondere den betroffenen Bereich gut trocken tupfen, um weiterem Juckreiz vorzubeugen. Das Handtuch sollte nach Gebrauch am besten in die Kochwäsche, um die enthaltenen Viren abzutöten. Anstelle eines Handtuchs kann man auch einen Föhn verwenden, den man auf die kalte Einstellung bringt, um weitere Schmerzen zu vermeiden.

Windpocken (*Varicella zoster*)

Ein weiterer Alpha-Herpesvirus – das *Varicella-Zoster*-Virus – ist der Erreger der Windpocken und der Gürtelrose (Zoster). Auch dieser Quälgeist ist weltweit verbreitet. Er ist hochansteckend und wird sowohl durch den direkten Kontakt mit dem Inhalt der infektiösen Hautbläschen übertragen als auch durch die Luft per Tröpfcheninfektion.

Er verbleibt nach der ersten Infektion ebenfalls lebenslang im Körper und kann danach erneut zu Beschwerden führen. Der erste Befall mit diesem Virus zeigt sich in Form von Windpocken. Jahre später ist ein Rückfall möglich, der sich bei Erwachsenen meist in Form einer Gürtelrose (Zoster) äußert.

In Deutschland erkranken jährlich etwa 700 000 Menschen an Windpocken. Bei etwa 95 Prozent aller Erwachsenen sind körpereigene Abwehrstoffe (Antikörper) gegen das Virus nachweisbar. Dies heißt, sie hatten schon einmal Kontakt mit dem Erreger.

Diese ansteckende Kinderkrankheit ist meldepflichtig. Die typischen Kennzeichen sind leichtes Fieber und juckender Hautausschlag. Sie verläuft in der Regel harmlos (leichtes Fieber), kann aber bei Erwachsenen eine Lungenentzündung und Atembeschwerden hervorrufen. Bei ungeborenen Kindern kann sie Missbildungen verursachen, wenn die schwangere Mutter sich angesteckt hat.

Es dauert zwei bis drei Wochen bis sich nach und nach fast am gesamten Körper (Gesicht, Kopfhaut, restlicher Körper inkl. Arme und Beine) stecknadelkopfgroße, rote juckende Flecken bilden, die zu wassergefüllten Bläschen werden. Diese trocknen nach einigen Tagen aus und verkrusten.

Auch hier lohnt sich die Anwendung von Melissenblättern (s S. 165).

Gürtelrose (*Herpes zoster*)

Im Fachjargon heißt es „Endogene Reinfektion mit dem *Varicella-Zoster*-Virus", sprich: Die Windpocken tauchen in späteren Jahren – in Gürtelrose verwandelt – wieder auf. Das Virus hat sich in den Hirnnerven und in den Nervenwurzeln des Rückenmarks (Spinal- und Hirnnervenganglien) lebenslang eingenistet. Man bekommt meist einen Ausschlag (pralle erbsengroße Bläschen) in Gürtelform, da die befallenen Hautnerven so durch den Körper ziehen. Aber auch in Rosettenform ist der Ausschlag möglich. Im Unterschied zu Windpocken treten die Symptome bei der Gürtelrose örtlich begrenzt auf – in dem Hautgebiet, das vom jeweils betroffenen Hirn- oder Rückenmarksnerv versorgt wird. Zusätzliche Symptome sind meist Abgeschlagenheit, eventuell leichtes Fieber sowie brennende Schmerzen im entsprechenden Hautbereich. Manchmal juckt der Ausschlag auch.

Angreifen können die Viren, wenn das Immunsystem geschwächt ist, z. B. nach einer Infektion, bei Immundefekt, bei Stress, zunehmendem Alter oder wenn abwehrschwächende Medikamente (z. B. Kortison) eingenommen werden. Dann beginnen sich die Viren erneut zu vermehren, wandern den Nerv entlang nach außen an die Haut und lösen Gürtelrose aus. Betroffen kann aber nicht nur die Gürtelregion sein, sondern auch das Gesicht oder auch Organe, etwa die Augen oder das Gehirn.

Ohne Behandlung heilen die Bläschen nach einigen Wochen ab, oft unter Narbenbildung.

Üblicherweise tritt Gürtelrose nur auf einer Körperseite auf und kündigt sich durch hohe Schmerzempfindlichkeit der befallenen Hautareale an, auf denen sich Bläschen bilden. Die Bläschen verschorfen nach dem Aufplatzen. Die Erkrankung verursacht nun Schmerzen, die sogar noch lange nach Abheilung der Hautschäden bestehen bleiben. Der Fachmann nennt dies „Postzoster-Neuralgie". Zusätzliche Symptome können Appetitlosigkeit, Fieber und Gliederschmerzen sein.

Bei Gürtelrose ist die in den Bläschen enthaltene Flüssigkeit weniger ansteckend als bei Windpocken.

Wichtig ist, sofort zum Arzt – am besten zu einem Facharzt für Hauterkrankungen – zu gehen, wenn die ersten Symptome auftreten.

Leider kann die Pflanzenheilkunde nur ergänzend wirken, aber kolloidales Silber kann helfen (s. *Teil VII*). Insbesondere im Anfangsstadium ist eine Behandlung mit Aciclovir oder einem anderen Virustatikum kombiniert mit einer hoch dosierten Schmerztherapie oft unvermeidbar, speziell bei Patienten, die älter als 50 Jahre sind. Als ergänzende Therapie zur Linderung der meist lange anhaltenden Schmerzen wird Cayennepfefferextrakt aufgrund mehrerer Studien empfohlen. Dieses Heilmittel darf jedoch bei größeren Hautschäden, beim hämorrhagischen Zoster und bei vorbestehenden Hauterkrankungen wie einem Ekzem oder Neurodermitis nicht angewendet werden.

Allgemeine empfehlenswerte Maßnahmen

- Zugluft, Kälte und Feuchtigkeit vermeiden, da sie die Beschwerden verschlimmern können.
- Entspannungsverfahren unterstützen, die Stress abbauen und helfen, das seelische Gleichgewicht zu erlangen.
- Spaziergänge und Joggen an der frischen Luft stärken das Immunsystem.
- Häufiges Händewaschen schützt vor Ausbreitung der Viren.

Dr. A. Vogel (s. Anhang, *Quellen*) empfiehlt den Ausschlag mit Frischpflanzenextrakt der Zitronenmelisse (*Melissa off.*) und der Ringelblume (*Calendula*) zu betupfen. Darüber hinaus rät er zu einer salz- und eiweißarmen Ernährung. Das heißt: möglichst keine Eier, kein Käse und kein Fleisch. Früchte sollte man nur gut vermischt mit Weizen-, Hirse- oder Gerstenflocken genießen. Viel Gemüse und Möhrensaft sowie Stärkeprodukte wie Weizenkörner, Naturreis, Gerste und Buchweizen sollen auch helfen. Weiterhin empfehlenswert sind beruhigende Frischpflanzenpräparate mit Hafer und Aufbaumittel mit Ginseng.

Cayennepfefferfrüchte

Cayennepfeffer

Cayennepfefferfrüchte (*Capsici fructus acer*) enthalten den Wirkstoff Capsaicin, den man nie auf akute Hautverletzungen aufbringen darf. Ansonsten besteht die Gefahr, dass Entzündungsprozesse ausgelöst werden. Man sollte das Präparat ausschließlich gegen die chronischen Schmerzen nach Abheilung der Haut anwenden.

Auch auf dieselbe Stelle sollte man das Präparat nicht auftragen, da es ansonsten zur Schädigung sensibler Nerven kommen kann. Daher empfiehlt man eine Anwendungsdauer von nur zwei Tagen. Studien über einen Zeitraum von vier bis neun Wochen zeigten jedoch keine irreversible Nervenschädigung. Daraus folgerte man, dass diese Nebenwirkung offensichtlich nur bei einer Capsaicin-Dosierung von über 0,075 Prozent sowie bei Pflastern und luftdicht schließenden, sogenannten Okklusiv-Verbänden zu erwarten ist, nicht jedoch wenn Salben oder Cremes mit einem Capsaicin-Gehalt von weniger als 0,075 Prozent 2- bis 3-mal täglich dünn aufgetragen werden und bei Postzoster-Neuralgie über einen längeren Zeitraum.

Zur Anwendung gibt es eine 0,025–0,075-prozentige Capsaicin-Creme, die in eine Salbengrundlage nach Deutschem Arzneibuch (s. Anhang, *Lexikon*) eingearbeitet ist. Diese Salbe kann man ein- bis dreimal täglich sehr dünn auftragen. Davon gibt es mehrere Fertigprodukte.

Hausmittel

Als Hausmittel gegen Gürtelrose werden z. B. empfohlen:
- Aloe vera (s. S. 152),
- Die Einnahme von 3-mal täglich 1000 mg Lysin (als Nahrungsergänzungsmittel erhältlich).
- Die Einnahme von 2-mal täglich bis zu 200 mg Echinacea zur Stärkung des Immunsystems.
- Kalte Milch soll bei Gürtelrose sehr beruhigend auf die entzündete Haut wirken. Dafür tränkt man einen Waschlappen oder ein kleines Handtuch mit kalter Milch und legt dies dann auf die betroffene Haut.
- Auch eine Paste aus Wasser und Backpulver soll – zu einer streichfähigen Creme verrührt und auf das betroffene Hautareal aufgetragen – helfen, den Juckreiz zu lindern, indem die Blasen des Hautausschlages ausgetrocknet werden.
- Eine Paste aus Essig und Honig soll den Juckreiz ebenfalls lindern.
- Ein Heilkraut aus dem südamerikanischen Regenwald soll gut wirken: die Katzenkralle (s. *Teil III*). Neueste Studien bescheinigen, dass es gegen Viruserkrankungen eingesetzt werden kann.

In Österreich erhält man Katzenkralle als rezeptfreies Arzneimittel in Apotheken. In Deutschland ist es verschiedenen Nahrungs-ergänzungsmitteln beigemischt. Man kann die Pflanze aber auch im Internet bestellen (weitere Informationen zu Anbietern von Regenwaldpflanzen finden Sie in einem Infoblatt, das kostenlos beim Verlag angefordert werden kann).

– Die wertvolle Melisse soll aufgrund ihrer antiviralen Eigenschaften auch bei Gürtelrose helfen. In diesem Fall stellt man am besten einen Melissentee her, indem man sechs Teelöffel Melissenblätter mit 150 ml kochendem Wasser übergießt. Anschließend zehn Minuten ziehen und dann abkühlen lassen. Dann einfach ein Baumwolltuch mit dem Tee tränken und vorsichtig die erkrankten Hautstellen damit betupfen.

– Eine Paste aus Bittersalz und Wasser wirkt austrocknend und ent-zündungshemmend. Dafür aus den beiden Komponenten eine streichfähige Paste herstellen und die betroffenen Hautareale mehrmals täglich damit bestreichen.

Zytomegalie

Wird man zum ersten Mal mit Zytomegalie (Cytomegalie) befallen, hat man zu 99 Prozent milde grippeähnliche Symptome, die oft gar nicht bemerkt werden. Bis zu 60 Prozent der Gesunden tragen das zugehörige Humane Herpes-Virus 5 (HHV 5) in sich, das man lebens-lang im Körper hat. Gefährlich ist dieses Virus in der Schwangerschaft und für das ungeborene Kind. In Extremsituationen kann Zytomegalie auch für Erwachsene gefährlich werden, wenn man ein extrem geschwächtes Immunsystem hat. Dies ist zum Beispiel der Fall nach einer Nierentransplantation, nach einer Stammzellentransplantation, bei Leukämie, Aids und einer Therapie mit zellwachstumshemmen-den Medikamenten (Zytostatika, s. Anhang, *Lexikon*).

Der bekannte Heilkundler A. Vogel (s. Anhang, *Quellen*) kurierte eine Patientin, die an Symptomen der Krankheit litt (unnatürliche Müdig-keit, Kopfweh, Empfänglichkeit für Katarrhe, Appetitlosigkeit und Darmstörungen) folgendermaßen: Zur Stärkung des Immunsystems und der Regenerationskraft verwendete er Echinacea (s. Kapitel zu

Echinacea, *Teil VI*). Zusätzlich setzte er das homöopathische Mittel Lachesis D10 ein, das auf Basis eines verdünnten Schlangengifts hergestellt wird. Damit wollte er gegen Giftstoffe vorgehen, die das Virus absondert. Schließlich verordnete er Pollen und Gelée Royale, um den Körper mit speziellen Aufbaustoffen zu unterstützen. Auch die Ernährung veränderte er während der Behandlung: Die Patientin durfte nur noch Rohkost, rohe Gemüsesäfte, Naturreis und saure Milchprodukte zu sich nehmen.

Es dauerte drei Monate, bis die Patientin sich besser fühlte.

Fazit: Hat man kein sicheres Gegenmittel, kann man versuchen, das Virus zu besiegen, indem man die eigenen Abwehrkräfte fördert. Eine gesunde Lebensführung, z. B. durch eine Verbesserung und Stärkung des allgemeinen Zustandes, hilft dabei. Dem Körper jedwede Unterstützung zu geben, damit er sich auf den Abwehrkampf konzentrieren kann, wirkt möglicherweise, wenn es ansonsten keine Medikamente gibt.

Krebs

Jeder sechste Krebsfall wird durch Viren hervorgerufen! Dazu zählen das bereits besprochene Hepatitis-C-Virus und die Papillomviren, die für den Gebärmutterhalskrebs verantwortlich sind.

Man nennt diese Art der Viren „onkogen", also krebserzeugend. Allerdings ist die Wahrscheinlichkeit, aufgrund einer Virusinfektion an einem Tumor zu erkranken, in Deutschland und anderen Industrieländern deutlich geringer als in armen Ländern. Eines sollte man ganz sicher wissen: Krebs ist generell nicht ansteckend, auch nicht der durch Viren verursachte.

Krebs können Viren zum Beispiel dadurch auslösen, dass ihre Erbinformation, die in Wirtszellen eingelagert wurde, Gene mit zentraler Kontrollfunktion stören. Infolge des dadurch verursachten Defekts beim genetischen „Wächter" wachsen die Zellen ungebremst weiter und es entsteht Krebs.

Schützen könnte man sich vor den Viren durch eine Impfung. Diese gibt es bislang jedoch nur gegen das Hepatitis-B-Virus und gegen einzelne Papillomviren.

Folgende Krebsviren sind in den westlichen Industrienationen zu finden:

Epstein-Barr-Virus (EBV)

Das Epstein-Barr-Virus gehört ebenfalls zu den Herpesviren (s. S. 73).

Dieses Virus wird in der Regel per Tröpfcheninfektion oder über den Speichel von Mensch zu Mensch übertragen. Es besiedelt vor allem die Schleimhäute von Nase, Mund, Rachen und die sogenannten B-Lymphozyten, eine Untergruppe der weißen Blutkörperchen aus dem Immunsystem. Leider ist dieser Plagegeist so aktiv, dass in Europa fast alle Bewohner irgendwann im Laufe ihres Lebens Kontakt damit haben, meist schon im Kindesalter. Als Kind bemerkt man die Infektion oft gar nicht, denn das Virus kann – wie viele andere Herpesviren – in infizierten Zellen über Jahre hinweg „schlafen", ohne dass Betroffene etwas davon bemerken. Sichtbare Krankheitszeichen erkennt man oft nur beim ersten Kontakt mit den Erregern, vorwiegend bei Jugendlichen und jungen Erwachsenen. So führt die EBV-Infektion zum Pfeifferschen Drüsenfieber (s. folgendes Kapitel). Bei Jugendlichen nutzt das Virus als Übertragungsweg das Küssen. Im Volksmund nennt man diese Krankheit daher auch „Kusskrankheit". Pfeiffersches Drüsenfieber erkennt man an Fieber, angeschwollenen Lymphknoten und Halsschmerzen.

Inwiefern das EBV-Virus an der Entstehung von diversen Krebserkrankungen beteiligt ist, wird derzeit erforscht. Bislang weiß man, dass das Virus vor allem bei Menschen mit einem dauerhaft geschwächten Immunsystem Krebs auslöst. Das bedeutet, dass Aids- und Transplantationspatienten hier besonders häufig betroffen sind.

Weitere Viren, die zur Krebsentstehung führen können, sind z. B. das humane Herpes-Virus 8 (HHV-8) oder das Kaposi-Sarkom-Herpesvirus (KSHV).

Hepatitis-B-Virus (HBV)

Dieses Virus haben Sie bereits auf S. 68 kennengelernt. Leider ist es an der Entstehung von Leberkrebs beteiligt. Chronisch Infizierte haben ein hundertfach erhöhtes Risiko daran zu erkranken, als nicht infizierte Personen. Vor der Krebsentstehung kann man einen narbigen Umbau der Leber, eine Zirrhose, beobachten. Außerhalb Europas und anderer Industrienationen ist die Krebsentstehung zumeist auf eine Leberentzündung zurückzuführen, bei uns vor allem auf überhöhten Alkoholkonsum. Seit mehr als 30 Jahren steht eine sehr wirksame und verträgliche Impfung zum Schutz vor Hepatitis-B-Viren zur Verfügung, die vor allem Gruppen mit erhöhtem Infektionsrisiko (medizinisches Personal, Reisende in entsprechende Risikogebiete), zu empfehlen ist.

Hilfe gegen das Virus finden Sie ab S. 70 in diesem Buch.

Warzen und Humane Papillomviren (HPV)

Warzen sind fast immer gutartige Hautwucherungen, die bevorzugt an den Fingern, der Fußsohle, im Gesicht oder im Genitalbereich in Erscheinung treten. Sie werden in der Regel durch Befall mit sogenannten Humanen Papillom-Viren, abgekürzt HPV, verursacht. Auch hier dominiert die Vielfalt: Man kann rund 90 verschiedene HPV-Typen unterscheiden. Davon verursachen etwa 30 Arten Warzen beim Menschen.

Die HPV-Viren infizieren vor allem die Zellen der Haut- und Schleimhäute, die sogenannten Epithelzellen, also die oberen Hautschichten. Die Viren dringen in die Haut ein. Sie nutzen als Verbreitungsweg den Körperkontakt, wenn man zum Beispiel anderen die Hand gibt. Sie lauern aber auch auf Böden von Sauna, Schwimmbad oder Sporthalle. Beim ungeschützten Geschlechtsverkehr kann man sich ebenfalls mit dem HPV infizieren.

In der Regel sind Warzen unangenehm, eventuell schmerzhaft und unansehnlich, aber harmlos, oft genug sind sie jedoch hartnäckig.

Kommt man mit den Viren in Berührung, bedeutet das nicht zwangsweise, dass dies zu einer Warze führt. Zwischen der Infektion und dem Wachsen der Warze steht das Immunsystem der Haut. Ist dieses System schwach und kommen kleine Wunden oder Risse in der Haut hinzu, können sich die Viren einnisten – das Ergebnis ist eine Warze. Besonders betroffen sind Kinder und Jugendliche. Das liegt daran, dass sie zum Beispiel in Bädern oder Turnhallen leicht mit dem Virus in Kontakt kommen. Begünstigende Faktoren sind auch, wenn man leicht schwitzt, nicht-atmungsaktive Schuhe trägt oder oft feuchte

Hände bekommt. Auch ein geschwächtes Immunsystem kann den Befall unterstützen oder eine angegriffene Haut, wie dies zum Beispiel bei Menschen, die unter Neurodermitis leiden, der Fall ist. Auch Rauchen und Diabetes fördern Warzenviren.

Leider ist es nicht selten, dass beseitigte Warzen wiederkommen. Das liegt an ungenügender Vorbeugung und vernachlässigter Hautpflege. Beugt man jedoch vor, kommt es bei 25 Prozent der Warzen zu einer Spontanheilung. Verschwinden sie nicht von selbst wieder, kann man nachhelfen.

Häufige Warzentypen

Man unterscheidet in der Regel zwischen folgenden Warzentypen:

Gewöhnliche (vulgäre) Warzen (*Verrucae vulgaris*): Man nennt sie auch Stachelwarzen. Darunter versteht man verhornte Knötchen, die sich vermehren können. In der Regel bildet sich nur eine Warze, später folgen dann kleine Tochterwarzen rundherum. Man findet sie vor allem an den Fingern, im Gesicht, unter der Nagelplatte, aber auch an den Füßen. Sie sind mit 70 Prozent die häufigsten Warzen. Sie können stecknadelkopf- bis erbsengroß werden und sehen oft rau und schuppig aus. Die gewucherte Haut kann im Aussehen an einen Blumenkohl erinnern.

Dornwarzen (Plantarwarzen): Ihr Name kommt davon, dass sie sich wie ein Dorn in die Haut bohren. Besonders unangenehm sind sie an den Füßen. Dort wachsen sie nach innen und können beim Gehen heftige Schmerzen auslösen. Sind sie auch noch besonders tief, erschwert dies ihre Behandlung. Sie haben meist eine stark verhornte Oberfläche und sind von dunklen Pünktchen durchsetzt. Dornwarzen sind sehr hartnäckig und können meist nur mit massiven Maßnahmen (Kryotherapie, chirurgische Eingriffe) entfernt werden.

Juvenile Warzen sind weich, flach und treten als runde Knötchen in Erscheinung. Man findet sie hauptsächlich bei Kindern und Jugendlichen, zumeist im Gesicht.

Feuchtwarzen (*Condylomata acuminata*, spitze Kondylome): Sie werden auch Feigwarzen genannt und kommen hauptsächlich an den Geschlechtsorganen vor. Sie werden durch ungeschützten Geschlechtsverkehr übertragen, insbesondere bei wechselnden Partnern.

Risikofaktoren sind auch Immunsuppression, Aids, die Pille, Rauchen, Vitaminmangel, feuchtwarmes Milieu, Verletzungen an der Hautoberfläche und Schwangerschaft. Sie sind gezähnt, livid-rötlich, blass und weich; es sind schmalbasige, spitze Warzen im Geschlechts- und Afterbereich, die maulbeerartig wachsen.

Alterswarzen sind Hautwucherungen, die ab dem 50. Lebensjahr gehäuft vorkommen und vorwiegend an der Brust, am Rücken und im Gesicht auftreten. Sie werden allerdings nicht von Viren hervorgerufen und sind auch nicht ansteckend. Sie sind völlig harmlos und müssen nicht behandelt werden. Alterswarzen entwickeln sich typischerweise aus Altersflecken.

Wie wird man die Biester wieder los?

Die Warzenviren sind in der Regel keine besonders starken Viren und der Körper kann sie durchaus von alleine abheilen, wenn das Immunsystem stark genug ist. Leider kann das jedoch bis zu zwei Jahre in Anspruch nehmen. Folgende Methoden helfen in der Regel schneller und zuverlässiger:

– Sehr wirksam ist die Anwendung von Salizyl- oder Milchsäure, eventuell auch eine Mischung aus beiden. Sie weichen die verhornte Haut auf. Man tupft sie regelmäßig auf die Warze und bewirkt auf diese Weise eine Abtragung der Hautschichten. Irgendwann erreicht man auch die tiefer sitzenden Viren.

– Beim Arzt wird nach einem warmen Hand- beziehungsweise Fußbad die aufgeweichte Hornschicht abgetragen. Möglicherweise treten dabei winzige punktförmige Blutungen auf, die sich aus den oberflächlichen Blutgefäßen der Warze ergeben und normalerweise völlig harmlos sind. Anschließend trägt der Arzt das Pflaster oder die Lösung mit den Säuren erneut auf, um auch die tieferen Anteile der Warze aufzuweichen. Das wird so lange wiederholt, bis die Warze ganz verschwunden ist. Je nach Beschaffenheit der Warze, ob sie dick oder dünn ist und wie tief sie sich in die Haut ausdehnt, kann dies mehrere Wochen in Anspruch nehmen.

– Es gibt auch Pflaster, die diesen Wirkstoff enthalten. Man muss diese Behandlung konsequent – bis zu drei Monate – durchführen. Darauf achten sollte man, dass die Salizylsäure nicht auf die gesunde Haut gelangt. Dafür den Bereich um die Warze herum mit einer fettigen Salbe abdecken. Nicht vergessen: Hände und benutzte Gegenstände müssen nach jeder Behandlung gründlich gereinigt werden.

- Sehr effektiv ist auch die Vereisung. Man nennt diese Therapie „Kryotherapie". Die Methode gibt es auch als Vereisungsset zur Selbstbehandlung in der Apotheke zu kaufen. Man erhält ein Flüssig-Gas-Gemisch mit einer Temperatur von $-57°$ C. Funktioniert die Methode, fällt die vereiste Haut mit der Warze nach etwa 10 bis 14 Tagen ab.

- Wer sich lieber fachmännisch helfen lässt, kann sich die Warze auch vom Arzt vereisen lassen. Dafür wird flüssiger Stickstoff verwendet, der noch kälter ist als das Mittel aus der Apotheke. Auch mit einem Laser kann man die Warze regelrecht herausbrennen. Möglicherweise bleibt dabei aber eine Narbe zurück. Auch ein Chirurg kann das Biest unter örtlicher Betäubung herausbrennen.

Glauben hilft manchmal auch

Als ich als Jugendliche eine Medizinsendung im Fernsehen sah, konnte ich beobachten, wie eine „Heilerin" eine Warze besprach. Kopfschüttelnd erfuhr ich das Ergebnis – die Warze verschwand. Dies beruht darauf, dass Warzenviren keine besonders aggressiven Viren sind. Wird das Immunsystem auf diese Weise gestärkt, kann es möglicherweise das Virus vertreiben.

Ähnliche Methoden findet man im Internet, so gibt es Tipps mit Kreide, Nagellackentferner, Zitronensaft, Urin, irgendeiner Farbstofflösung oder Speichel. Auch von Schneckenschleim ist die Rede, ganz nach dem Motto: Wenn es besonders ekelhaft ist, hilft es am besten. Der Glaube daran, dass es wirkt, kann tatsächlich helfen. Ob man sich das antun will, muss jeder selbst entscheiden.

Gutartige und bösartige Warzenviren

Leider gibt es außer den gutartigen Virustypen, die vorrangig Schleimhäute infizieren, auch noch die sogenannten Hochrisikotypen, die das Risiko für einige Krebsarten erhöhen. Diese werden hauptsächlich durch Geschlechtsverkehr übertragen. In der Regel ist unser

Immunsystem in der Lage, die Viren erfolgreich zurückzudrängen. Deshalb spüren die meisten Betroffenen gar nichts von dem Virenbefall und die Warzen verschwinden oft nach einiger Zeit von selbst wieder. Geschieht dies nicht, sollte man sich besser vom Arzt untersuchen lassen, insbesondere, wenn sich Hautbereiche plötzlich verändern. In unklaren Fällen kann ein Arzt ein Auflichtmikroskop (Dermatoskop, Lupe mit eingebauter Lichtquelle) zu Hilfe nehmen. Falls sich die Warze auf der Schleimhaut befindet, kann der Arzt den Bereich auch mit Essigsäure betupfen. Dadurch färbt sich das Warzengewebe weiß, während die umgebende Schleimhaut ihre Farbe nicht verändert. Sind dann immer noch Zweifel vorhanden, kann der Hautspezialist eine kleine Gewebeprobe entnehmen. Damit kann man dann die Diagnose „Warze" sichern und eine bösartige Veränderung ausschließen.

Können Heilpflanzen helfen?

Feigwarzen können nur bei vereinzeltem Auftreten mit pflanzlichen Mitteln behandelt werden. Dafür gibt es sogar eine verschreibungspflichtige Creme auf der Basis von Teeblätterextrakt, die sich als sehr wirksam mit geringer Rückfallquote erwiesen hat. Bei massenhaftem Befall sollte damit nach der chirurgischen Entfernung der Feigwarzen behandelt werden.

Kleinere und wenig ausgedehnte Warzen, inklusive der Feigwarzen, können mit **Fußblattwurzelstock** (nähere Beschreibung folgt) und seinem Harz oder besser mit dem daraus isolierten Podophyllotoxin behandelt werden, welches antiviral wirkt. Diese Behandlung ist nach 1–6 Monaten erfolgreich und auch in der Schulmedizin üblich. Das Heilkraut wirkt sogar möglicherweise bei den hartnäckigen Dornwarzen. Etwa ein Drittel der Warzen reagiert leider nicht auf die Therapie, dann sollte man mit einem anderen Präparat einen erneuten Therapieversuch unternehmen.

In der Volksmedizin verwendet man gegen verschiedene Arten von Warzen den Saft des **Schöllkrauts**. Es wächst in Gärten und an Straßenrändern. Der aus dem Kraut austretende rote Saft wird einfach aufgetupft. Er wirkt antiviral. Wichtig ist, dass

Schöllkraut

man sich nach der Anwendung sorgfältig die Hände wäscht und nichts von dem Saft in den Mund gelangt, denn bei sehr hohen Mengen kann Schöllkraut giftig wirken. Gelangt der Saft in den Magen und Darm, kann dies dort zu schweren Reizungen führen. Man erhält das Schöllkraut – auch in Form von Salbe – in der Apotheke.

Ein anderes Naturheilmittel ist **Thuja** (Lebensbaum), welches man als Extrakt in Tropfenform oder als Tabletten erhält. Auszügen aus den Zweigspitzen des Lebensbaumes (z. B. mit der homöopathischen Thuja-Urtinktur) helfen möglicherweise sogar gegen die hartnäckigen Dornwarzen. Die abendländischen Lebensbaumtriebspitzen wirken erfahrungsgemäß nur bei kleinen Warzen.

Es gibt diese Pflanzen als alkoholische Auszüge oder Lösungen in der Apotheke.

Wie kann man sich vor den Warzenviren schützen?

Es gibt einige Möglichkeiten, um es den Viren schwer zu machen und ihren Befall zu verhindern:

- Handtücher und Waschlappen nicht mit anderen teilen oder vertauschen – auch nicht mit anderen Familienmitgliedern. Insbesondere dann, wenn Sie selbst eine Warze haben, bewahrt das andere davor, sich ebenfalls anzustecken.
- Wichtig ist es, nach dem Baden im Schwimmbad Finger und Füße gut abzutrocknen und immer Badeschuhe zu tragen, auch im Hotel und gegebenenfalls in Sportanlagen.
- Die Handtücher sollte man oft wechseln und diejenigen, die man außerhalb des eigenen Bades nutzt, vorsichtshalber bei 90 Grad waschen, damit Viren nicht überleben können. Socken und andere Kleidungsstücke, die mit der Warze in Berührung kamen, besser bei mindestens 60 Grad waschen.
- Hat man bereits eine Warze, sollte man beim Eincremen aufpassen und die Warze aussparen. Ansonsten verbreitet man sie auch noch in der Umgebung.
- Wichtig ist eine regelmäßige Hautpflege zur Stärkung der Schutzfunktion der Haut.

Therapie mit Heilpflanzen

Grüner Tee und **australisches Teebaumöl** (beide s. *Teil VI*) helfen auch gegen Warzen. Außerdem sind folgende Heilpflanzen für eine Wirkung gegen die lästigen Hautveränderungen bekannt:

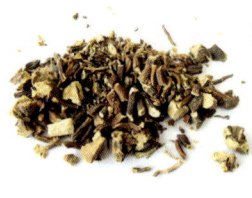

Fußblattwurzelstock

Fußblattwurzelstock/-harz oder Podophyllumwurzelstock/-harz

Diese Heilpflanze (*Podophylli peltati rhizoma/resina*) ist bekannt dafür, dass sie die Vermehrung von Viren verhindert. Infolge ihres Inhaltsstoffes Podophyllotoxin wird sie den pflanzlichen Zytostatika (s. Anhang, *Lexikon*) zugeordnet.

Wissenschaftlich untermauert ist, dass sie spitze Kondylome beseitigen kann – äußerlich angewendet! Auch für die Entfernung von üblichen Warzen (*Verruca vulgares*) gibt es Empfehlungen aus der Erfahrungsheilkunde.

Nicht anwenden sollte man sie in der Schwangerschaft, Stillzeit und bei Kindern unter 18 Jahren. Auch wiederkehrende Herpesinfektionen, offene Wunden, blutende oder entzündete Kondylome und Warzen sind kein geeignetes Einsatzgebiet! Alkohol sollte während der Verwendung tabu sein, da seine Wirkung durch die Heilpflanze verstärkt wird.

Der Fußblattwurzelstock ist nicht harmlos! Ist die behandelte Fläche zu groß, sind Vergiftungen möglich. Das bedeutet, dass die Hautfläche nicht größer sein darf als 25 cm²! Die angrenzenden Bereiche müssen sorgfältig mit einer Fettcreme oder weißer Vaseline abgedeckt werden. Vorsicht: Bringen Sie die Tinktur nicht in die Augen!

Man wendet die Pflanze als alkoholische Lösung oder Suspension des Harzes an. Dafür trägt man eine 5- bis 25-prozentige Harzlösung 1- bis 2-mal pro Woche auf die Kondylome auf. Alternativ stellt man eine 5- bis 25-prozentige Suspension des Harzes in Neutral- bzw. Pflanzenöl her.

Man erhält die Heilpflanze getrocknet zur Gewinnung des Harzes und nur zur äußeren Anwendung. Liegt eine sogenannte *Condylomata acuminata* (Feig-, Feucht- oder Genitalwarze) vor (Hautarzt), sollte nur der reine, isolierte Wirkstoff (Podophyllotoxin) verwendet werden. Fertigarzneimittel direkt aus der Pflanze gibt es nicht.

Thujatriebspitzen oder Abendländische Lebensbaumtriebspitzen

Die Lebensbaumtriebspitzen (*Thuja summitates*) verhindern die Vermehrung von Viren. Dies liegt vermutlich an den enthaltenen Wirkstoffen Alpha- und Beta-Thujon sowie Desoxypodophyllotoxin.

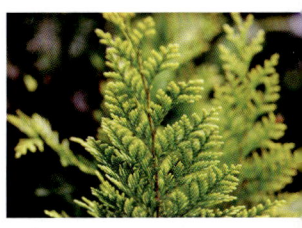

Lebensbaum

Die Wirkung gegen Warzen ist aus der Erfahrungsheilkunde und Volksmedizin bekannt. Man weiß auch, dass die Heilpflanze nur bei kleinen Warzen Aussicht auf Erfolg hat, bei großen reicht die Wirksamkeit nicht aus.

Zur Anwendung kommt ein homöopathisches Arzneimittel, eine alkoholische Urtinktur, die auf die Warze gepinselt wird. Davon bringt man etwa 20 Tropfen täglich auf. Homöopathen verordnen meist Thuja D6 dreimal täglich.

Ausschließlich in der Homöopathie sind Kombinationen zusammen mit Clematis und Kaliumjodat üblich.

Behandlung mit Wasserstoffperoxid

Eine fast schon uralte Methode schlägt Dr. Josef Pies (s. Anhang *Quellen*) vor: die Behandlung der Warze mit Wasserstoffperoxid. Die Methode ist schmerzfrei und unblutig. Man raut die Warze vorsichtig an (dazu gibt es medizinische Schaber, die aussehen wie ein scharfer Löffel, Kürette genannt). Dabei darf die Warze nicht bluten. Anschließend gibt man einen Tropfen 35-prozentiges Wasserstoffperoxid (Apotheke) darauf. Dies lässt man einwirken und trocknen. Möglicherweise spürt man ein leichtes Prickeln. Nach zwei bis drei Tagen entfernt man die getrocknete Schicht und wiederholt das Ganze so lange, bis die Warze narbenfrei verschwunden ist. Dies sollte nach vier bis fünf Anwendungen der Fall sein. Bei der Anwendung ist Vorsicht geboten, damit kein gesundes Gewebe außerhalb der Warze geschädigt wird.

Noch nicht vollständig entschlüsselt: Multiple Sklerose & Co.

Multiple Sklerose, kurz als MS bezeichnet, ist eine Krankheit, deren Ursache man nicht kennt und die nach wie vor unheilbar ist. Eine der Theorien besagt, dass sie durch Retroviren ausgelöst wird (s. Seite 26).

Zuletzt stellte der britische MS-Forscher Julian Gold von der London School of Medicine diese Theorie auf, als er feststellte, dass HIV-Infizierte nur selten an Multiple Sklerose erkranken. Er vermutet, dass dies möglicherweise an der antiretroviralen Therapie liegt, die Aids-Patienten erhalten. Es scheint, dass diese Behandlung auch urzeitliche Viren in Schach hält, die im menschlichen Erbgut schlummern und möglicherweise MS auslösen, wenn sie erwachen. Etwa 8 Prozent des menschlichen Erbguts bestehen vermutlich aus dieser urzeitlichen viralen DNA, die man eigentlich für harmlos hielt.

Der englische Forscher hält es für möglich, dass Viren, die sich seit Urzeiten im menschlichen Genom einnisten, bei MS-Kranken plötzlich wieder aktiv werden und das Immunsystem verwirren. Vielleicht sind sie es, die die weißen Blutkörperchen bei MS-Kranken auf das Myelin der Nervenfasern hetzen.

Viren werden schon seit mehr als 50 Jahren als potenzielle Auslöser von MS vermutet. Dazu gehört auch das Epstein-Barr-Virus (EBV), das zu den *Herpesviridae* gehört. Es kann das Pfeiffersche Drüsenfieber auslösen und nach acht bis zehn Jahren kann dann MS auftreten – wenn man schon gar nicht mehr an das ursprüngliche Virus denkt. Ähnliches fand man auch bei der Rheumatoiden Arthritis.

Generell ließ sich jedoch bisher kaum klären, ob und in welchem Ausmaß Viren an der MS-Entstehung beteiligt sind. Ob die von Gold untersuchten Retroviren nun die Auslöser sind oder das Epstein-Barr-Virus, das müssen weitere Forschungen zeigen.

Ein schwieriger Retrovirus: Aids und Ansätze einer natürlichen Behandlung

Aids wird durch ein typisches Retrovirus verursacht. Man weiß es schon gar nicht mehr, aber es gab eine Aids-freie Zeit: Erst im Jahr 1981 wurde die Krankheit Aids (*Acquired Immunodeficiency Syndrome*, erworbenes Immundefektsyndrom) bei einer Gruppe homosexueller Männer beschrieben, die schwere Krankheiten wie Lungenentzündungen oder Pilzinfektionen der Schleimhäute hatten. Diese Krankheiten traten gemeinsam mit vielen Virusinfektionen auf. Die Patienten zeigten keine Immunantwort auf Antigene und die Anzahl ihrer weißen Blutkörperchen war stark verringert. Man erkannte, dass sich die Krankheit über Blut oder Blutprodukte überträgt und es sich vermutlich um ein Virus handelt. Dieses Virus wurde HTLV-III (Humanes T-Zell-Leukämie-Virus) genannt. 1986 erhielt es dann den heutigen Namen: HI-Virus oder kurz HIV (Humanes Immundefizienz-Virus).

Ende 2013 waren dann weltweit schon etwa 35 Millionen Menschen mit HIV infiziert. Ein Großteil dieser Betroffenen kommt aus Afrika und anderen Ländern der Dritten Welt. Südafrika ist mit fast 28 Prozent der Bevölkerung am stärksten betroffen. Die HIV-Neuinfektionsrate konnte zwar durch Aufklärung und antiretrovirale Therapie um bis zu 33 Prozent gesenkt werden, aber die Krankheit bleibt ein großes Problem.

Nicht nur die Erkrankung selbst ist katastrophal, es kommen auch Infektionen infolge des geschwächten Immunsystems hinzu (z.B. TBC). Auch die Nebenwirkungen der antiviralen Medikamente sind heftig (z.B. Übelkeit). Eine zusätzliche Bedrohung im Rahmen der Infektion sind verschiedene Krebsarten, die auftreten, wie Gebärmutterhalskrebs, aber auch Lungen-, Brust-, Anal-, Haut-, Leber- und Prostatakrebs.

Bisher konnte noch kein Impfstoff zum Schutz vor einer HIV-Infektion entwickelt werden und die Liste der Nebenwirkungen, die zum Teil nur schwer erträglich sind, ist lang genug. Dass Resistenzen des Virus gegen die Medikamente auftreten, macht die Sache ebenfalls nicht einfacher.

Vielversprechende Forschungen

Bereits vor längerer Zeit konnte man eine Pflanze finden, die gegen HIV wirksam ist: *Pelargonium sidoides* – die **Afrikanische Umckaloabowurzel**. Sie ist reich an polyphenolischen Inhaltsstoffen (Polyphenole sind spezielle sekundäre Pflanzenstoffe) und stammt aus Südafrika (Näheres s. *Teil VI*).

Dr. Stephanie Rebensburg (s. Anhang, *Quellen*) untersuchte in ihrer Dissertation **Cystus** (*Cystus incanus*, graubehaarte Zistrose), die im Mittelmeerraum vorkommt. Sie wollte klären, inwiefern die polyphenolreiche Heilpflanze, von der man weiß, dass sie die Vermehrung des Influenzavirus verhindern kann, auch den Aids-Virus stoppt. Dr. Rebensburg fand Erstaunliches heraus: Unterschiedliche Präparate, die daraus hergestellt wurden, inklusive Blätter, Stängel und Wurzeln der frischen Pflanze, besaßen alle eine wirksame Anti-HIV-Aktivität. Diese lässt sich sogar noch steigern, wenn die polyphenolischen Bestandteile herausgelöst werden.

Tatsächlich fand sie heraus, dass Cystus die Infektiosität der Viruspartikel reduziert. Der Pflanzenextrakt, bzw. Substanzen daraus, binden direkt an die Viren, um deren Anheftung an die Zielzelle zu unterbinden. Dies wurde schon für die Anti-Influenza-Aktivität beschrieben: Cystus inaktiviert die Viruspartikel.

Als sie die komplexen Rohextrakte in Einzelkomponenten zerlegte, stellte sie fest, dass einzelne Reinstoffe aus Cystus eine Wirkung gegen HIV hatten.

Die Pflanzenextrakte sind – vermutet aufgrund spezieller Versuche – offensichtlich nicht zellgiftig, es ist also kaum mit Nebenwirkungen zu rechnen. Die Extrakte sind hitzestabil (gezeigt durch Erhitzen des Pflanzenmaterials auf 100 °C zur Extraktion der Inhaltsstoffe) und werden weder durch Trocknung oder Veränderung des Säuregrades (pH-Werte von 1 bis 14) inaktiviert. Alle Versuche deuten auf stabile chemische Verbindungen hin, die aus Polyphenolen zu bestehen scheinen, die man relativ leicht mithilfe von Wasser extrahieren und durch Verdampfung anreichern kann.

Nicht nur, dass Cystus-Präparate gut wirken würden, sie wären auch äußerst kostengünstig.

Dr. Rebensburg schreibt in ihrer Dissertation: „Theoretisch könnten Cystus-Pflanzen von HIV-infizierten Personen direkt selbst angebaut werden und durch Zubereitung eines Suds oder hoch konzentrierten Tees zu einem Extrakt verarbeitet werden." Die Inhaltsstoffe der Pflanze sind auch unabhängig von ihrem Standort, also ist es egal, wo sie angebaut wird.

Selbstverständlich müsste der Pflanzenextrakt weiter detailliert untersucht werden. Man weiß noch nicht, ob bei Aufnahme als Tee etc. eine ausreichende Menge der aktiven Substanzen in das Blut eines Patienten aufgenommen werden, damit das Virus effektiv gehemmt wird. Es sind also Untersuchungen damit am Patienten erforderlich. Dies insbesondere, da die Cystuspräparate leider nicht gegen bereits infizierte Zellen wirken (man spricht von „latent infiziert").

Das heißt, dass für eine ganzheitliche Bekämpfung einer HIV-Infektion die Kombination von Cystuspräparaten mit herkömmlichen Medikamenten am erfolgversprechendsten wäre. Damit könnte man die Ausbreitung des Virus vermutlich verhindern.

Da es sich bei dem Heilkrautauszug um eine natürliche Mischung von vielen verschiedenen Substanzen handelt, ist kaum mit Resistenzen der Viren zu rechnen. Etwa 100 aktive Substanzen würden mit der Pflanze gleichzeitig aufgenommen.

Ein zusätzlicher Vorteil der wirksamen Inhaltsstoffe wäre, dass sie noch weitere gesundheitliche Vorteile bieten. Sie wirken gegen Bakterien, antientzündlich, antioxidativ und gegen Krebs. Damit können sie anderen gesundheitlichen Problemen, die üblicherweise mit Aids-Medikamenten verbunden sind, von Anfang an vorbeugen.

Da mit dem Heilkraut bereits ein Präparat auf dem Markt ist, kann man sich von vorneherein die klinische Phase I zur Verträglichkeit und Sicherheit der Substanz beim Menschen sparen.

Eine andere Substanzgruppe untersuchte der Riffökologe Christian Wild mit einer Gruppe von Wissenschaftlern am ZMT (Leibniz-Zentrum für Marine Tropenökologie, Bremen): **Extrakte von tropischen Braunalgen**. Sie könnten gegen die Infektion mit HIV-1 wirksam sein. Das Team stellte an Zellkulturen fest, dass die Viren nicht mehr in die Wirtszellen eindringen konnten, um sich dort zu vermehren. Wie genau das funktioniert und um welche chemischen Verbindungen es sich handelt, muss erst noch erforscht werden. Dennoch zeigt das Projekt, dass es mehrere Wissenschaftler gibt, die an Natursubstanzen forschen, die gegen Viren helfen.

Grüner Tee

Die enthaltenen Polyphenole (spezielle sekundäre Pflanzenstoffe) des Grünen Tees (*Theae viridis folium*) hemmen die reverse Transkriptase, die DNA- und RNA-Polymerase des Aids-Virus, und sorgen für den Zelltod von HIV-positiven Zelllinien. Zur Anwendung als Präparat sind allerdings noch wissenschaftliche Studien erforderlich.

Liponsäure

Bei einer HIV-Infektion liegt nachgewiesenermaßen erhöhter oxidativer Stress vor. Dadurch wird auch eine Virenvermehrung angeregt. Insbesondere um die „Nebenwirkungen" der schrecklichen Krankheit zu reduzieren, wird Liponsäure empfohlen, der man starke antioxidative Eigenschaften zuschreibt. Außerdem soll sie die Vitamine C und E, Glutathion (eine natürliche Substanz, die der Körper benötigt, um oxidativen Stress zu bewältigen) und das Coenzym Q 10 regenerieren – alle stellen einen Schutz vor Sauerstoff dar und können durch Liponsäure regeneriert werden, wenn sie oxidiert wurden. Zusätzlich soll die Substanz leberschützend wirken, insbesondere wenn das Organ großen Belastungen ausgesetzt ist. Leberschäden sollen bei einer HIV-Infektion aufgrund von Glutathionmangel auftreten.

In einer sehr kleinen Studie an zehn HIV-positiven Menschen wurde gezeigt, dass sich durch Einnahme der Substanz der Vitamin-C-Gehalt im Blut erhöhte, ebenso wie die Menge an Glutathion und die Anzahl der T-Helferzellen im Immunsystem. In einer anderen Studie konnte sogar die Virenlast bei Patienten reduziert werden. Die Säure soll sogar direkt gegen Retroviren wirken, indem sie das Enzym (s. Anhang, *Lexikon*) Reverse Transkriptase hemmt.

Liponsäure kommt natürlich in geringen Mengen in vielen Lebensmitteln vor. Am meisten findet man in Herz, Leber und Nieren (5–10 mg/100 g). Empfohlen wird eine zusätzliche Zufuhr von 200 bis 600 mg täglich, und diese sollten mit einer Mahlzeit eingenommen werden. Man erhält Liponsäure als Nahrungsergänzung im Internet oder als rezeptfreies Arzneimittel in Apotheken.

Vorsichtig sein sollten nur Schwangere und Stillende, da eine Liponsäureeinnahme bei ihnen nicht ausreichend untersucht ist. Das gilt auch für Patienten, bei denen ein (schwerer) Thiaminmangel vermutet wird. Sie sollten besser vor der Anwendung einen Arzt fragen.

Als Nebenwirkungen sollen allergische Hautreaktionen bei manchen Personen möglich sein. Diabetiker müssen beachten, dass die Insulinwirkung durch die Säure verstärkt wird und damit die Gefahr einer Unterzuckerung besteht – also auch in diesem Fall besser einen Arzt fragen. Bei längerfristiger Einnahme sollte auf einen möglichen Mineralstoffmangel geachtet werden.

Wechselwirkungen mit konventionellen oder Naturarzneimitteln können ebenfalls vorkommen. Bei der Einnahme anderer Präparate sollten Sie in der Apotheke nachfragen.

Viruserkrankungen bei Kindern

Viele Kinderkrankheiten werden durch Viren verursacht. Dazu gehören in der Regel die Erkältungskrankheiten. In *Teil II* unter *Erkältungskrankheiten und Grippe* (s. S. 42) finden Sie auch immer Angaben über Präparate für Kinder. Die Erkältungstees haben den Vorteil, dass die heilenden Substanzen immer in derselben Dosierung verwendet werden können und sie gleichzeitig die wasserlöslichen, wirksamkeitsmitbestimmenden Inhaltsstoffe enthalten. Kräutertee-Fertigarzneimittel, deren Einzelbestandteile aus biologischem Anbau stammen, sollten bevorzugt werden. Tassenfertige Instanttees (Granulate) sind nicht immer die qualitativ besten Medizinaltees.

Das Problem ist, dass Kinder nicht alles trinken, man kariesfördernde Kohlenhydrate als Inhaltsstoffe vermeiden und eine möglichst hohe Konzentration der Heilkräuterextrakte (40–50 Prozent) erreichen will. Dagegen erhält man im Handel oft genug Präparate (Säfte u. a.), die zu 95 Prozent aus Zucker und nur zu fünf Prozent aus wirksamen Substanzen bestehen. Pflanzenpresssaft wäre ideal, unter anderem deshalb, weil er im Gegensatz zu den reinen Teezubereitungen auch fettlösliche wirksame Bestandteile (z. B. ätherische Öle) enthält. Er sollte weder Weißzucker noch Konservierungsmittel enthalten. Meist kann man ihn mit Obstsaft geschmacklich verbessern. Auch Lutschpastillen oder Zäpfchen kommen in Frage. Tabletten können für Kleinkinder pulverisiert und z. B. ins Müsli gegeben werden. Auch Weich- oder Hartgelatinekapseln können geöffnet und der Inhalt mit Speisen gemischt verabreicht werden.

Bei Erkrankungen des Atmungstraktes, wie Schnupfen oder Bronchitis, bietet sich eine Raumverdampfung ätherischer Öle mit Aroma-Duftlampen oder Heizkörperbefeuchtern an. Auch die Vernebelung von maximal fünf Tropfen ätherischen Öls mit einem Ultraschallvernebler ist zu empfehlen. Genaueres zu diesen Therapien finden Sie in meinem Buch *Erkältungen natürlich behandeln* (s. Anhang, *Quellen*). In dem hier vorliegenden Ratgeber erhalten Sie Informationen über spezielle Heilpflanzen und Therapien, die auf Viren ausgerichtet sind.

Dosierungen

Für Kinder wird die empfohlene Dosierung bei Fertigarzneimitteln angegeben. Bei den anderen Heilmitteln gilt aus Faustregel: Für Säuglinge und Kleinkinder (unter 6 Jahren) ein Drittel der Menge von Erwachsenen, bei Schulkindern die Hälfte und Jugendliche (ab 14 Jahren) erhalten dieselben Konzentrationen wie Erwachsene.

Erstattungsfähigkeit

Viele der pflanzlichen Virenmittel haben keine oder nur geringe Nebenwirkungen beim sogenannten bestimmungsgemäßen Gebrauch. Das bedeutet aber auch, dass sie nicht der Verschreibungspflicht unterliegen und somit die Kosten von den Kassen nicht übernommen werden. Eine Ausnahme sind versicherte Kinder bis zum vollendeten 12. Lebensjahr und versicherte Jugendliche mit Entwicklungsstörungen bis zum 18. Lebensjahr. Voraussetzung ist, dass das Präparat nicht mehr als 5 Prozent (V/V) Alkohol bzw. die Einzeldosis nicht mehr als 0,5 g davon enthält. Gibt es Kinderstudien zum jeweiligen Präparat, müssen die Kosten von den Kassen übernommen werden.

Einfache Erkältung

In den ersten Lebensjahren leiden Kinder besonders oft an virus-bedingten Infekten der Atemwege. Sechs bis acht Erkrankungen pro Jahr gelten durchaus noch als normal und bedeuten keine besondere Infektanfälligkeit. Dabei hilft es oft schon, den Kindern täglich Vitamin-C-reiche Fruchtsäfte zu geben. Auch die sogenannten sekundären Pflanzenstoffe, die in der Fachsprache Polyphenole genannt werden, helfen bei der Virenabwehr. Das sind zum Beispiel frisch gepresste Orangensäfte, Aronia- und Granatapfelsäfte. Besonders gerne trinken Kinder folgenden **Frischpflanzen-Cocktail** und er besitzt darüber hinaus auch eine therapeutische Wirkung (qualitativ hochwertige Säfte sind im Reformhaus oder der Apotheke erhältlich):

1 Teil naturreiner Heilpflanzensaft Sonnenhut/Echinacea
1 Teil Acerolasaft   1 Teil Orangen- oder Grapefruitsaft

Wenn das Kind ihn nur süß mag, kann man eventuell ein wenig Honig oder kalorienfreies Erythrit (keine Kariesentstehung damit möglich) dazugeben.

> Hat das Kind Pseudokrupp (ein spezieller gefährlicher Husten), dürfen keine ätherischen Öle und deren Zubereitungen gegeben werden!

Für ältere Kinder (*keine* Säuglinge und Kleinkinder) ist Eukalyptusöl zum Inhalieren zu empfehlen (s. auch *Teil VI*, Eukalyptusöl).

Der folgende Tee hat sich nicht nur für Kinder bei Erkältungen bewährt:

Schweißtreibender Tee

70 g Lindenblüten   15 g Pfefferminzblätter
10 g Mädesüßblüten   5 g Pomeranzenschalen

Für Kinder von 1 bis 4 Jahren 1 Teelöffel, für Kinder ab 4 Jahren 1 Esslöffel dieser Mischung mit etwa 150 ml kochendem Wasser übergießen, 10 Minuten ziehen lassen, absieben. Davon mehrmals täglich

1 Tasse möglichst heiß trinken und anschließend warm einpacken. Für eine Schwitzkur 1 ¾ bis 2 Tassen möglichst heiß trinken und sich anschließend in Decken hüllen. Da der Tee recht gut schmeckt, ist er sehr gut für Kinder geeignet.

Schnupfen

Es gibt für Kinder mehrere Fertigpräparate zum Inhalieren.

Besonders einfach ist es für Kinder, die älter als 2 Jahre sind, sie an einem Taschentuch schnüffeln zu lassen, auf das wenige Tropfen Pfefferminzöl oder Minzöl geträufelt wurden.

Man kann eine Inhalationslösung auch selbst herstellen, die ebenfalls gegen Viren wirkt. Dafür verwendet man:

4,5 g Eukalyptusöl   1 g Pfefferminzöl
4,5 g Latschenkiefernöl

Von dieser Mischung kann man Kindern, die älter als 2 Jahre sind, 3–5 Tropfen in 1 Liter kochendes Wasser geben und die Dämpfe mehrmals inhalieren lassen. Kleinkindern unter 2 Jahren und Säuglingen verdampft man je nach Größe des Kinderzimmers 5–10 Tropfen 2-mal täglich im Raum.

> Im Bereich des Gesichts darf man kein Eukalyptusöl bei Kindern unter 2 Jahren anwenden, da dies bei ihnen zum sogenannten Kratschmer-Reflex mit Atmungsunterdrückung bis hin zum Ersticken führen kann.

Nasennebenhöhlenentzündung (Sinusitis)

Informationen hierzu finden Sie im entsprechenden Kapitel bei den Erwachsenen (s. S. 60). Für Kinder werden Kamillenblüten (s. *Teil VI*) als Tee zum Trinken oder Inhalieren empfohlen. Hier gibt es einige Fertigpräparate, für die auch Studien vorliegen.

Mandelentzündung (Tonsillitis) *und andere virusbedingte Erkrankungen der oberen Luftwege*

Für Kinder ist die Anwendung von Salbeiblättern, Spitzwegerichkraut und die Afrikanische Umckaloabowurzel sinnvoll. Die genauere Beschreibung der jeweiligen Heilpflanze mit Tees und anderen Anwendungsformen finden Sie im *Teil VI* dieses Buches.

Husten und Bronchitis

Kindern hilft bei trockenem Husten auch die Eibischwurzel bzw. ihre Blätter – dazu gibt es auch eine Anwendungsbeobachtung mit 313 Kindern. Auch Spitzwegerichkraut wird empfohlen. Rezepte für Kinder finden Sie in *Teil VI* ab S. 151 sowie in *Teil II* auf S. 58.

Folgende Tees werden für Kinder empfohlen:

Eibischwurzeltee

50 g Eibischwurzel	20 g Thymiankraut
20 g Spitzwegerichkraut	10 g Süßholzwurzel

Von dieser Heilpflanzen-Mischung 1 Esslöffel mit 150 ml kochendem Wasser übergießen, 10 Minuten ziehen lassen, absieben und 3–5 Tassen davon über den Tag verteilt möglichst heiß zu trinken geben.

Süßholzwurzeltee

50 g Süßholzwurzel	10 g Primelwurzel
30 g Eibischwurzel	10 g Anisfrüchte

Von dieser Teemischung 1 Teelöffel mit 150 ml kochendem Wasser übergießen, 10 Minuten ziehen lassen und absieben. Davon über den Tag verteilt 3–5 Tassen möglichst heiß zu trinken geben. Dieser Tee ist sogar erstattungsfähig.

Thymiantee

30 g geschälte Süßholzwurzel　　20 g Fenchelfrüchte
30 g Thymiankraut　　20 g Spitzwegerichkraut

Von dieser Kräutermischung 1 Esslöffel entnehmen und mit 1 Tasse kochendem Wasser übergießen, 10 Minuten ziehen lassen, absieben. Von diesem Tee mehrmals täglich 1 Tasse frisch zubereitet körperwarm zu trinken geben. Die Zutaten für diesen Hustentee sind erstattungsfähig.

Bei einem Husten, der mit Schleimbildung verbunden ist, helfen Efeublätter, die Süßholzwurzel und die afrikanische Umckaloabowurzel (s. *Teil VI*).

Röteln

Die Gattung Rubivirus hat nur einen einzigen Vertreter: das Rubella- oder Röteln-Virus. Es führt vor allem bei Kindern und Jugendlichen zwischen 3 und 12 Jahren zu Röteln. Verbreitet wird das Virus über die Atemwege als Tröpfcheninfektion. Es ist deshalb so gefährlich, da eine Infektion damit während der Schwangerschaft zu schweren Missbildungen beim Embryo (Embryopathie) führen kann. Besonders gefährdet sind Frauen in den ersten drei Schwangerschaftsmonaten (s. S. 34 zum Thema Impfungen).

Die Erkrankung äußert sich durch typische linsengroße rosarote Flecken. Zusätzlich schwellen die Lymphknoten des Nackens sowie hinter den Ohren an. Leichtes Fieber von etwa 38 °C ist ebenfalls typisch.

Helfen kann möglicherweise kolloidales Silber (s. auch *Teil VII*) und die Melisse (s. *Teil VI*).

Mumps

Das Mumps-Virus gehört zu den Paramyxoviren (*Paramyxoviridae*), die zu den RNA-Viren der Gattung Rubulaviren gehören. Sie besitzen eine Hülle, ein helikales Kapsid und werden durch Tröpfcheninfektion übertragen.

Zwei bis drei Wochen nach der Ansteckung schwellen eine oder beide Ohrspeicheldrüsen nacheinander an. Die Folgen sind Ohrenschmerzen und Schmerzen beim Kauen und Schlucken. Auch folgende

Symptome können hinzukommen: Unwohlsein, Kopf-, Hals-, Nasen- und Gliederschmerzen sowie Fieber. Selten – aber möglich – ist, dass auch das Zentralnervensystem betroffen ist sowie andere Drüsen (z. B. die Bauchspeicheldrüse).

Ziegenpeter, wie die Erkrankung auch genannt wird, betrifft in erster Linie die Ohrspeicheldrüse. Nur bei Jungs kann auch der Hoden angegriffen werden. Dies kann zum Problem werden, wenn sie die Krankheit erst in späteren Jahren bekommen, da dann das Hodengewebe zerstört wird und der Mann zeugungsunfähig wird (s. den Abschnitt über Impfungen auf S. 35).

Dr. Vogel (s. Anhang, *Quellen*) empfiehlt alle zwei bis drei Stunden 2–3 Tropfen oder 1 Tablette Mercurius solubilis D10 einzunehmen. Zusätzlich gibt man 2–3 Tropfen Aconitum D4 und Belladonna D4 im Wechsel jede halbe Stunde. Sehr wirksam seien ableitende Wadenpackungen mit Molkenkonzentrat, die man allerdings nur bei warmen Füßen anwenden darf. Ebenfalls mit schwach verdünntem Molkenkonzentrat sollten die Kinder gurgeln. Zum Ausheilen empfiehlt Dr. Vogel noch Silicea D12, dreimal täglich 1 Tablette.

Masern

Das Masern-Virus gehört zu den Morbilliviren. Auch sie führen über eine Tröpfcheninfektion zu einer fieberhaften Erkrankung mit krankhafter Steigerung der Durchlässigkeit der Gefäße für rote Blutkörperchen und typischen Hautveränderungen. Bei dieser als „Kinderkrankheit" verniedlichten Erkrankung sind schwere Komplikationen möglich. Daher ist ein Arztbesuch dringend angeraten (die Erkrankung ist meldepflichtig).

Eindeutig zu erkennen ist die Erkrankung an den zwei bis drei Millimeter großen hellroten Flecken mit weißen Pünktchen, den sogenannten Koplikschen Flecken. Sie erscheinen vor dem eigentlichen Ausschlag für kurze Zeit in der Mundhöhle auf der geröteten Wangenschleimhaut in der Gegend der Backenzähne. Von der Ansteckung bis zum Ausbruch der Erkrankung dauert es etwa 14 Tage. Die Symptome beginnen oft mit Schnupfen und Niesen, Nasenbluten, Luftröhrenkatarrh und Rötung der Augenbindehaut mit Lichtempfindlichkeit und Brennen der Augen mit Tränenfluss. Das Fieber steigt morgens auf bis zu 39 °C, sinkt wieder und erreicht am vierten Tage 40,5 °C. Erst wenn der eigentliche Ausschlag ausgebrochen ist, sinkt das Fieber wieder. Länger als drei bis vier Tage sollte das Fieber aber nicht so hoch bleiben.

Dr. A. Vogel empfiehlt dann das homöopathische Mittel Lachesis D10 und immer wieder erneuerte Kräuterwickel, um die Hitze auf die Haut abzuleiten. Er rät dazu, den Kindern während des fieberhaften Verlaufs nichts anderes als Fruchtsäfte zu geben, vor allem Orangen- und Trauben- oder Möhrensaft. Alternativ dazu kann ein milder neutraler Kräutertee gegeben werden, der mit Honig gesüßt ist. Als wichtig empfindet er eine gute Mundpflege. Dafür sollte man bei Kleinkindern ein sauberes Läppchen um den Finger wickeln, es in verdünntem Molkenkonzentrat eintauchen und damit Zahnfleisch, Mundschleimhaut und Zunge desinfizieren. Bei größeren Kindern kann man eine kleine Zahnbürste verwenden.

Bei Kindern ist in dieser Zeit die liebevolle Betreuung der Eltern wichtig. Sie reagieren auch oft auf homöopathische Mittel, die bei Erwachsenen vielleicht nicht mehr wirken. Dafür empfiehlt Dr. Vogel Aconitum D4 halbstündlich 5 Tropfen. Ist der Schweißausbruch leichter geworden und hat das Fieber nachgelassen, genügen seltenere Gaben. Dazu kommt Ferrum phosphoricum D6 (bei ganz kleinen Kindern D12) stündlich 1 Tablette, dann Belladonna D4 bei Blutwallungen zum Kopf, bei Husten, Bindehautentzündungen und Ohrenkomplikationen stündlich 5 Tropfen.

Antimonium sulf. Aureum D4 oder D6 nach Absinken des Fiebers anfangs alle zwei Stunden 1 Tablette und nach etwa drei Tagen dreimal täglich 2 Tabletten reichen aus, um die Beschwerden zu lindern. Dieses Mittel gibt man nach Absinken des Fiebers allein und es reicht aus, wenn keine Komplikationen entstehen. Schließlich kann man noch fünf Tropfen Nieren-Frischpflanzentropfen mit Fruchtsaft vermischen, um das Ausscheiden der Schadstoffe über die Nieren zu fördern.

Er empfiehlt, die Kinder nach dem normalen Abklingen der Krankheit nicht sofort an die kalte Luft zu lassen. Vor allem im Winter sollte man sie noch acht Tage im Bett oder wenigstens im warmen, gut gelüfteten Zimmer behalten. Vor allem bei schwächlichen Kindern könne man damit spätere Komplikationen verhindern.

Selten erkranken Erwachsene an Masern. Stecken sie sich an, verläuft die Krankheit heftiger als bei Kindern. Leider kann das Virus auch schon übertragen werden, bevor sich nach neun bis zwölf Tagen erste Symptome zeigen (Fieber, Kopfschmerzen, Bindehautentzündung, Entzündung des Nasen-Rachen-Raums und trockener Husten). Man sieht punktförmige, weiße Flecken mit roter Umrandung auf der Mundschleimhaut. Dann kommt ein zweiter Fieberschub nach wenigen Tagen und die typischen Masernpunkte erscheinen auf dem ganzen Körper, beginnend hinter den Ohren. Die Lymphknoten schwellen an und manchmal bekommt man Durchfall.

Um kleinen Kindern zu helfen, werden täglich morgens, mittags und abends je 10–20 ml kolloidales Silber zu 25 ppm verabreicht (s. *Teil VII*).

Zur Linderung der Hautbeschwerden dient eine Salbe, die Dulcamara (Nachtschattengewächs *Solanum dulcamara*) enthält.

Drei-Tage-Fieber

Bei einer weiteren Virusinfektion gehört der Auslöser zu den Herpesviren: das Drei-Tage-Fieber (*Roseola infantum*), das durch den Herpeserreger Typ 6, seltener Typ 7 (HHV 6 oder HHV 7) verursacht wird. Es tritt spontan auf und ist hoch ansteckend für Babys und Kleinkinder. Das Baby bekommt plötzlich ansteigendes, hohes Fieber, das drei bis vier Tage anhält. Anschließend entwickelt das Kind auch noch einen Hautausschlag, der nach einigen Tagen wieder verschwindet. Das Ganze verläuft in der Regel harmlos und tritt bei Babys und Kindern vorwiegend zwischen dem sechsten und 26. Lebensmonat auf. Ist das Kind erst einmal drei Jahre alt, hatte es – wie nahezu alle Kinder – mit dem Virus Kontakt. Das Fieber ist nicht mit einer speziellen Jahreszeit verknüpft. Typisch für diesen Virusbefall ist die plötzlich ansteigende Temperatur von 39 °C bis 41 °C ohne erkennbare Ursache. Üblich ist eine Dauer von drei Tagen, selten dauert es bis zu fünf Tagen. Anschließend sinkt die Temperatur innerhalb von wenigen Stunden wieder auf den Normalwert.

Insbesondere wenn ein Fieberkrampf auftritt, aber auch schon, wenn die Temperatur über 39 °C steigt und das Kind länger als drei Tage fiebert, sollte man den Kinderarzt konsultieren.

Eine Selbstbehandlung ist nur in geringem Umfang möglich. So können Sie bei einem Temperaturanstieg von über 38,5 Grad einen Bauch- oder Wadenwickel anlegen und eventuell nach Absprache mit dem Kinderarzt fiebersenkende Medikamente geben. Dann fühlen sich die Kinder meist besser.

Auch eine reduzierte Bekleidung (zum Beispiel nur Windel und Body) hilft, die Körpertemperatur zu senken. Wichtig ist, dass das Kind ausreichend trinkt, um Flüssigkeitsverluste durch das Fieber auszugleichen.

Pfeiffersches Drüsenfieber

Der Name der Krankheit (*Mononucleosis infectiosa*, auch: Studenten-kusskrankheit) geht auf den Kinderarzt und Internisten Emil Pfeiffer (1846–1921) zurück. Er beschrieb die Krankheit erstmalig und nannte sie aufgrund der Hauptsymptome – Fieber und geschwollene Lymph-knoten – „Drüsenfieber". Man bezeichnet sie auch als Morbus Pfeiffer, Mononukleose, infektiöse Mononukleose, *Mononucleosis infectiosa* oder Monozyten-Angina.

Auch diese Erkrankung wird durch ein Herpes-Virus ausgelöst, es ist das Epstein-Barr-Virus (HHV 4 oder EBV). Das Fieber ist eine sehr häufige und im Normalfall harmlos verlaufende Infektionskrankheit, die vor allem Kinder und Jugendliche im Alter von 15 bis 19 Jahren betrifft, aber auch Erwachsene können betroffen sein.

Übertragen wird das Virus vor allem durch Speichel, meist durch Küssen (daher auch die Bezeichnung Studenten- oder Kusskrankheit), seltener auch durch Tröpfcheninfektion, z. B. durch Niesen, Husten und Sprechen.

Die Viren gelangen bei der ersten Ansteckung zunächst in den Rachenraum. Dort befallen sie die Zellen der Mund- und Nasen-schleimhaut und einen bestimmten Typ weißer Blutkörperchen, die B-Lymphozyten. Während der Inkubationszeit (der Zeitraum zwi-schen Ansteckung und Erkrankung) vermehren sich die Viren in den Zellen. Anschließend verbreiten sie sich über den Blutkreislauf in den sogenannten lymphatischen Geweben, also den Mandeln, Lymph-knoten und der Milz sowie weiteren Organen, etwa der Leber.

Normalerweise klingt die Erkrankung nach wenigen Wochen vollständig wieder ab und ist nach zwei Monaten ausgeheilt. Selten kann sich die Erkrankung jedoch auch über Monate (über sechs Monate bei 10 Prozent der Patienten) hinziehen. Die lange Krankheitsphase ist in Deutschland sehr selten, kommt jedoch in asiatischen Ländern, wie Japan, häufiger vor.

Wurde man einmal angesteckt, erkrankt man in der Regel kein zweites Mal. Leider kann dieses Virus – wie für Herpesviren üblich –, im Körper verbleiben und in seltenen Fällen erneut aktiviert werden. Erfreulicherweise verläuft dies jedoch meist ohne Symptome. Gefährlich kann dies nur bei eingeschränkter Immunabwehr werden.

Bis zum 30. Lebensjahr kommen bei uns in Westeuropa 95 Prozent der Bevölkerung mit dem Erreger in Kontakt.

Das Pfeiffersche Drüsenfieber als Ursache von MS?

Einige Forscher verdächtigen bestimmte Viren, MS (Multiple Sklerose) auszulösen. Dabei wird vor allem das Epstein-Barr-Virus (EBV) verdächtigt. Man hat an Statistiken gesehen, dass sich das Risiko erhöht, an MS zu erkranken, wenn ein Mensch im jungen Erwachsenenalter am Pfeifferschen Drüsenfieber erkrankt. Jedoch bekommen nicht alle, die an diesem Drüsenfieber erkranken, auch MS. Hat man eine „stumme" Infektion durchgemacht, also einen Befall ohne besondere Krankheitssymptome, so ist man – nach Einschätzung der Forscher – weniger MS-gefährdet.

Symptome

Die Inkubationszeit variiert zwischen wenigen Tagen und vor allem bei Kindern bis zu 8 Wochen. Zu den Symptomen gehören folgende, die jedoch nicht alle und auch nicht bei allen Patienten auftreten:
- erhöhte Körpertemperatur, möglicherweise auch hohes Fieber
- Kopf- und Muskelschmerzen
- Halsschmerzen oder Mandelentzündung, weiße Beläge im Rachenraum
- schmerzhafte Schwellungen der Lymphknoten am Hals (oder seltener in den Achselhöhlen) und/oder im Bauchraum

- anhaltende starke Müdigkeit
- Vergrößerung der Milz, die mit Schmerzen im Oberbauch und Übelkeit einhergeht
- Vergrößerung der Leber, manchmal gefolgt von Gelbsucht
- Abgeschlagenheit, Antriebsschwäche, depressive Stimmung

Die Symptome ähneln einer Erkältung. Kleinkinder zeigen oft keine Symptome oder nur eine leichte Erkältung. Bei Jugendlichen kann es auch zu einem Hautausschlag mit geringer Rötung, Quaddeln oder starkem Juckreiz kommen.

In etwa 10 Prozent der Fälle kommt es zu einer zusätzlichen bakteriellen Infektion. Verschreibt ein Arzt dann Antibiotika, muss man vorsichtig sein, denn bestimmte Breitbandantibiotika, wie Ampicillin und Amoxicillin, kann bei diesem Virus eine Überempfindlichkeitsreaktion in Form von schweren Hautausschlägen mit Juckreiz am ganzen Körper auslösen. Man nennt dies „Ampicillin-Exanthem".

Als Komplikationen können zum Beispiel eine Gehirnentzündung, infektionsbedingte Blutarmut oder Blutplättchenarmut auftreten. Konventionell behandelt man dann mit Kortison.

Infolge der unspezifischen Symptome, die eher auf andere Krankheiten hinweisen, kann eine genaue Diagnose nur anhand einer Blutuntersuchung gestellt werden. Man testet auf Antikörper gegen das Virus im Blut, zusätzlich zeigen sich an den weißen Blutkörperchen typische Veränderungen und ihre Anzahl ist erhöht.

Das Virus ist noch mehrere Monate nach Abklingen der Erkrankung im Speichel nachweisbar. Deshalb darf man auch bis zu einem halben Jahr nach der Erkrankung kein Blut spenden und in diesem Zeitraum kann man andere auch noch anstecken.

Das Drüsenfieber nimmt im Normalfall einen unkomplizierten Verlauf, kann aber auch ins Krankenhaus führen, insbesondere dann, wenn Organe befallen sind. Das Müdigkeitsgefühl kann lange anhalten.

Bei sehr schweren Verlaufsformen werden auch die Wirkstoffe Ganciclovir oder Aciclovir verschrieben, um die Virusvermehrung zu unterdrücken. Bei lebensbedrohlichen Schwellungen des Lymphgewebes im Rachenbereich verordnet man Cortison. Bei Komplikationen, zum Beispiel bei einem Milzriss, muss operiert werden.

Eine Impfung wird derzeit entwickelt. Momentan werden in der Regel nur die Symptome behandelt, wie das Fieber mit fiebersenkenden Mitteln und Lutschtabletten gegen die schmerzhafte Halsentzündung. Auch schmerzstillende Medikamente gegen die Hals- und Kopfschmerzen werden gegebenenfalls empfohlen.

Selbsthilfe

Wadenwickel helfen gegen das Fieber. Meist muss man im Bett bleiben. Wichtig ist es, ausreichend zu trinken, falls aus ärztlicher Sicht nichts dagegen spricht. Viel Schlaf und Entspannungsübungen helfen möglicherweise gegen die Müdigkeit.

Kolloidales Silber

Gegen das Virus hilft kolloidales Silber zu 25 ppm. Morgens, mittags und abends kann man je 100–150 ml trinken, bis zur Symptombesserung anschließend 2-mal täglich 100–150 ml. Bevor man das Silberwasser schluckt, sollte man damit gurgeln (Näheres zu der Methode ab S. 191).

Lysin

Wie schon im Kapitel zum Lippenherpes (*Herpes labialis*) als Hausmittel empfohlen, findet man auch beim Epstein-Barr-Virus die Empfehlung, Lysin einzunehmen.

Die Selbsthilfegruppe „Bornavirus et al." (s. Anhang, *Quellen*) empfiehlt den Eiweißbaustein, um die Vermehrung des Virus zu beeinflussen. Darüber hinaus rät sie zu einer gesunden Ernährung mit reichlich lebenswichtigen Nährstoffen aus Gemüse und Obst sowie möglichst wenig raffiniertem Zucker und tierischen Fetten.

Der Eiweißbaustein Arginin (L-Arginin) fördere die Virusvermehrung, während Lysin (die genaue Bezeichnung lautet L-Lysin) dies massiv behindere. Das Ziel sei daher eine argininarme und lysinreiche Kost. Stoppt man diese Ernährung, würde sich das Virus wieder vermehren.

L-Lysin ist der Gegenspieler von L-Arginin. Diese beiden haben ein gemeinsames Transportsystem, das sie durch die Darmwand ins

Blut befördert. Ist die Lysinmenge höher als die des Arginins, baut das Virus fälschlicherweise Lysin in seine Erbgut-Strukturen ein, wodurch seine Vermehrung gestoppt wird. Die eingenommene Menge sollte täglich maximal 600 mg betragen; dies sollte jedoch nicht täglich über einen langen Zeitraum fortgeführt werden, da Lysin zu einer Verengung der Blutgefäße und damit auf Dauer zu Bluthochdruck führt.

Zusätzlich wird die Einnahme von Vitamin C und Zink empfohlen. Sie erhalten entsprechende Präparate in der Apotheke oder im Internet.

Welche Lebensmittel enthalten Arginin und welche Lysin?

Arginin findet man reichlich in Nüssen, vor allem Haselnüssen, Mandeln, Para- und Walnüssen sowie Schokolade. Das soll auch der Grund sein, warum Herpesbläschen insbesondere nach dem Genuss von Nussschokolade erscheinen.

L-Lysin ist vor allem in Milch, Eiern, Käse, Muskelfleisch und Fisch zu finden (siehe Tabelle gegenüber).

Gemmotherapie

Der lateinische Begriff *gemma* bedeutet „Knospe". Die sogenannte Gemmotherapie ist eine Methode, bei der Heilmittel aus frischen Pflanzenteilen wie Knospen, jungen Triebsprossen und Wurzelspitzen verwendet werden. In diesem Embryonalgewebe sollen die Lebens- und Wachstumskräfte einer Pflanze am höchsten sein. Die Therapie mit diesem Pflanzengewebe soll nun dem Menschen helfen, indem sie die Vitalisierungs- und Regenerationskräfte unterstützt.

Bei uns kennt man diese Therapie kaum. Die sogenannten „Knospenkräfte" entdeckte der belgische Arzt Dr. Henry Pol, dessen Therapie vor 50 Jahren in Frankreich aufgenommen wurde. Sie hat sogar Eingang in die „Pharmacopée Française", also dem französischen Arzneibuch, gefunden. In Frankreich kennt man diese Therapieform auch recht gut und die Knospenmittel werden viel verwendet, bei uns leider weniger.

Die Gemmotherapie soll auf wissenschaftlichen Grundlagen basieren und man benötigt zu ihrer Anwendung eine Ausbildung. Alle Knospenmittel sind dennoch zur Selbstanwendung sehr gut geeignet,

100 g Lebensmittel	Lysingehalt (mg in 100 g essbarem Anteil)	Arginingehalt (mg in 100 g essbarem Anteil)
Appenzeller Käse (20 % Fettgehalt)	2780	1010
Emmentaler (45 % Fettgehalt)	2470	980
Edamer (40 % Fettgehalt)	2370	1020
Schweinefleisch, Filet	2200	1520
Erbsen, getrocknet	2130	3710
Rindfleisch, Filet	2050	1470
Kabeljau, Dorsch	2050	1210
Huhn, Brathuhn, Durchschnitt	2040	1390
Forelle, Bachforelle, Regenbogenforelle	2020	1400
Brie (Rahmbrie)	1960	780
Bückling	1940	1320
Rotbarsch, Goldbarsch	1900	1190
Makrele	1730	1160
Kalbfleisch, Filet	1710	1400
Camembert	1690	760
Salami, deutsche	1690	1460
Brathering	1470	940
Erdnuss	1100	3460
Hühnerei (Gesamtinhalt)	890	890
Mandel, süß	580	2750
Buchweizen, geschältes Korn	580	970
Haferflocken	500	870

100 g Lebensmittel	Lysingehalt (mg in 100 g essbarem Anteil)	Arginingehalt (mg in 100 g essbarem Anteil)
Kokosnuss	490	150
Walnuss	440	2090
Haselnuss	380	2030
Joghurt (3,5 % Fettgehalt)	310	140
Reis	300	600
Roggenmehl	280	330
Vollmilch (3,5 % Fettgehalt)	260	120
Weizenmehl	240	430
Steinpilz, frisch	190	260
Champignon, frisch	170	200
Avocado	155	60
Brokkoli	150	190
Pfifferling, frisch	40	75
Erdbeere	35	35
Pfirsich	30	17
Tomate	30	18
Gurke	25	45
Apfel	15	8

Arginin- und Lysingehalt unterschiedlichster Lebensmittel (Quelle: Souci, Fachmann, Kraut & Kirchhoff: *Der kleine Souci/Fachmann/Kraut*, s. Anhang, *Quellen*)

vor allem, wenn man sie begleitend zu anderen therapeutischen Maßnahmen einsetzt. Man kann sie über Apotheken oder das Internet beziehen. Die Mittel werden hergestellt, indem frische Pflanzenknospen, Triebsprossen und Wurzelspitzen in Glyzerin zerkleinert und darin einige Zeit eingeweicht werden. Anschließend stellt man einen Auszug der pflanzlichen Inhaltsstoffe her und trennt die Flüssigkeit mit den gewonnenen Inhaltsstoffen der Pflanze ab.

Gegen das Pfeiffersche Drüsenfieber soll die Französische Tamariske (*Tamarix gallica*) helfen. Dabei handelt es sich um einen Strauch, der zur Familie der Tamariskengewächse gehört (Ordnung Nelkenartige) und hauptsächlich im westlichen Mittelmeerraum vorkommt.

Ihre Knospen aktivieren den Eisenstoffwechsel. Der Kaltwasserauszug der Pflanzenknospen verstärkt die Bildung der roten Blutkörperchen. Aber auch als Heilmittel gegen die Folgen einer viralen Infektion wie dem Pfeifferschen Drüsenfieber ist er hilfreich. Er ist sogar in Bioqualität erhältlich. Bei einem konzentrierten Produkt reichen 50 ml für eine 70-Tages-Kur mit 10 Tropfen pro Tag (Kosten etwas unter 25,– Euro). Man nimmt die Tropfen nüchtern ein, etwa 30 Minuten vor den Mahl-

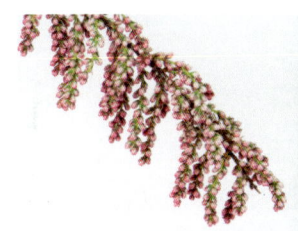

Tamariske

zeiten, 1- bis 3-mal pro Tag, pur oder verdünnt mit Wasser oder Honig. Für eine optimale Wirkung gibt man die Tropfen direkt auf die Zunge, belässt sie dort kurze Zeit und schluckt sie dann. Man beginnt mit 5 Tropfen täglich und erhöht schrittweise mit 1 Tropfen pro Tag bis maximal 15–20 Tropfen täglich. Es wird eine Behandlung von mindestens 21 Tagen empfohlen, meist mit 2–3 Wiederholungen und je 1 Woche Pause dazwischen.

Homöopathie

Auch über eine homöopathische Möglichkeit wird berichtet, die von einem Heilpraktiker empfohlen wurde: Eine Kombination aus Quentakehl-D4-Kapseln und cAmp-D30-Ampullen.

Von den Kapseln soll man zwei Packungen (eine Packung enthält 20 Stück) kaufen und jeden Tag eine vor dem Frühstück nehmen. Anschließend soll man fünf Minuten später je eine cAmp-D30-Ampulle mit wenig Wasser einnehmen. Dieses Medikament soll man lange im Mund behalten.

Von den Kapseln benötigt man zwei, von den Ampullen vier Packungen (je 10 Ampullen). Hat man beides aufgebraucht, soll der Virus besiegt sein.

Zu Quentakehl findet man auch etwas zum Inhalt der Kapseln im Internet: Das Präparat wird aus dem Schimmelpilz *Penicillium glabrum* gewonnen. Es handelt sich – obwohl der Pilz ursprünglich dazu diente, Penicillin zu gewinnen – nicht um ein Antibiotikum. Infolgedessen hat man auch nicht die Begleiterscheinungen einer Antibiotikaanwendung wie Allergien oder einer Beeinträchtigung der Darmflora. Quentakehl soll spezifisch bei allen Virusinfekten wirken.

Ob das Trinken der Ampullen tatsächlich etwas bewirkt, sei dahingestellt. Das Präparat soll nicht besonders gut schmecken. Im Internet wird auch empfohlen, sich das Präparat alle zwei Wochen spritzen zu lassen. Der Inhaltsstoff soll den Zellstoffwechsel unterstützen.

Weitere virusbedingte Krankheiten

FSME (Frühsommer-Meningoenzephalitis), Gelbfieber, Dengue-Fieber

Diese ernsten Krankheiten gehen auf die Flaviviren zurück. Es handelt sich um RNA-Viren, deren Kapsid umhüllt ist. 25 verschiedene davon können beim Menschen Krankheiten auslösen. Diese Plagegeister werden in der Regel durch Mücken und Zecken auf den Menschen übertragen.

Weniger als ein Prozent der Zecken übertragen FSME-Viren, die eine Gehirnhautentzündung auslösen können. Je nach Region, in der man sich aufhält, ist das Risiko höher. Hoch ist es zum Beispiel im Baltikum, in Österreich, Tschechien und Süddeutschland, dort vor allem in Bayern und Baden-Württemberg. Bewegt man sich sehr viel im Freien, weil man zum Beispiel einen Garten hat, ist eine Impfung gegen FSME eine Überlegung wert. Sie schützt nach einigen Wochen vor dem Virus.

Sich vor Zecken schützen

Hält man sich in Risikoregionen auf, sollte man sich bei naturnahen Aktionen bedeckt halten. Das bedeutet: lange Ärmel und Hosen, über die Knöchel gezogene Socken, feste Schuhe. Auf die freie Haut trägt man einen Mücken- und Zeckenschutz auf. Außerdem sollte man sich regelmäßig nach Zecken absuchen. Hat man sich doch eines der Tiere eingefangen, lassen sie sich am besten mit einer speziellen Pinzette entfernen. Tritt dann noch ein roter Hautfleck auf, der ringförmig wächst, weist das zwar nicht auf das Virus hin, aber auf die bakteriell übertragene Krankheit Borreliose, die umgehend zum Arzt führen sollte, weil sie sich im Anfangsstadium problemlos mit einem Antibiotikum behandeln lässt. Da die Rötung auch erst nach einiger Zeit auftreten kann, empfiehlt es sich, mit einem Kuli einen Kreis um die Bissstelle zu ziehen.

Hanta-Virus

Das Hanta-Virus wird hier nicht zur Selbstbehandlung aufgeführt (die Erkrankung ist meldepflichtig und erfordert auf alle Fälle einen Arzt), weil man sich relativ gut vor einer Ansteckung schützen kann.

Hanta-Viren sind weltweit verbreitet und ihr Befall durch die in Mitteleuropa vorkommenden Hanta-Virustypen verläuft zunächst grippeähnlich. Man bekommt hohes Fieber (über 38 °C), das in der Regel drei bis vier Tage anhält. Dazu kommen Kopf-, Bauch- und Rückenschmerzen. Möglicherweise kommt es zum Blutdruckabfall und schließlich zu Nierenfunktionsstörungen bis hin zu akutem Nierenversagen.

Oft bemerkt man die Erkrankung gar nicht, da es sich nicht um typische Symptome handelt oder der Verlauf so leicht ist, dass die Infektion dem Betroffenen gar nicht auffällt.

Übertragen wird die Erkrankung durch verschiedene Nagetiere (zum Beispiel Mäuse und Ratten) und Spitzmäuse. Die infizierten Tiere scheiden die Viren über Urin und Kot aus. Dementsprechend infiziert sich der Mensch über den Kontakt mit Ausscheidungen der Nager, wenn verunreinigter Staub aufgewirbelt und die Erreger eingeatmet werden. Leider sind die Viren in der Umwelt relativ stabil, sodass kein direkter Kontakt mit den Nagern notwendig ist, obwohl auch ein Biss des infizierten Tieres eine Ansteckungsmöglichkeit wäre. Das ist aber sehr selten.

Wie kann man sich schützen?

Der beste Schutz besteht darin, das Eindringen von Mäusen in den Wohnbereich zu unterbinden und eventuell eingedrungene Tiere mit entsprechenden Fallen wieder zu vertreiben. Tote Mäuse sollte man nur mit Handschuhen berühren und möglicherweise mit Kot verunreinigte Fallen, Böden etc. sorgfältig mit Haushaltsreiniger putzen. Kann dabei Staub aufgewirbelt werden, sollte man besser einen Mundschutz tragen. Wichtig ist, vor der Reinigung gut durchzulüften und keinen Staubsauger zu verwenden, weil Viren über die Abluft abgegeben werden könnten. Zusätzlich sollte man vorab die Mäuse, belegte Fallen und Mäuseausscheidungen gründlich mit einem handelsüblichen Reinigungsmittel besprühen, um auf alle Fälle zu verhindern, dass virusbeladener Staub aufgewirbelt wird. Die toten Mäuse oder die belegte Mausefalle werden in eine Plastiktüte gegeben, die verschlossen und über den Hausmüll entsorgt wird. Anschließend reinigt man sich die Hände gründlich mit Wasser und Seife.

Wenn Sie sich genauer über das Hanta-Virus informieren wollen, so erhalten Sie beim Robert-Koch-Institut in Berlin Auskunft, z.B. im Internet (*www.rki.de*). Dort gibt es in der rechten Spalte eine Rubrik mit der Bezeichnung „Infektionskrankheiten A-Z", über die sich Merkblätter zu verschiedenen Krankheiten abrufen lassen.

Register der Krankheiten und Heilkräuter bzw. Wirkstoffe, die gegen jeweils eine Virenart helfen

Arzneipflanze oder Wirkstoff	Hilft bei folgenden Beschwerden	Wissenswertes
Blutwurz (*Tomentillae rhizoma*)	Entzündungen des Mund- und Rachenraumes	—
Brunnenkressekraut (*Nasturtii herba*)	Husten, Bronchitis	Gehört zu den wirksamsten Mitteln gegen Mikroben (Bakterien, Viren usw.)
Cayennepfefferfrüchte (*Capsici fructus acer*)	Gürtelrose (Herpes zoster)	Beim Abheilen der Gürtelrose hilfreich
Fenchelfrüchte (*Foeniculi fructus*)	Husten mit Schleimbildung	Etwas zu Fenchel finden Sie auch in *Teil IV* (Gewürze)
Fenchelöl (*Foeniculi aetheroleum*)	Husten mit Schleimbildung	—
Fußblattwurzelstock (*Podophylli peltati rhizoma/ resina*)	Kleinere und wenig ausgedehnte Warzen, auch Feigwarzen	Verhindert die Vermehrung von Viren
Heidelbeeren (*Vaccinium myrtillus L.*)	Durchfall	Wirkung auf Viren bislang nicht untersucht
Lebensbaumtriebspitzen, abendländische Thujazweig- und Thujatriebspitzen (*Thujae summitates*)	Dornwarzen und kleinere Warzen	Die abendländischen Lebensbaumtriebspitzen wirken vorwiegend bei kleineren Warzen.

Arzneipflanze oder Wirkstoff	Hilft bei folgenden Beschwerden	Wissenswertes
Mariendistelfrüchte (*Cardui mariae fructus*)	Hepatitis	Davon gibt es ein Präparat, das die konventionelle Hepatitis-Behandlung wertvoll unterstützen kann, möglicherweise hilft dieses auch gegen Grippe.
Meerrettich- und Kapuzinerkressenkonzentrat	Erkältungen mit Atemwegsinfekten	Das Konzentrat wirkt besser als die Einzelsubstanzen
Odermennigkraut (*Agrimoniae herba*)	Durchfallerkrankungen	—
Schwarze Rettichwurzel (*Raphani sativi radix*)	Husten, Bronchitis	Enthält Senfölglycoside als wirksamen Bestandteil gegen Viren und Bakterien
Schöllkraut (*Chelidonii herba*)	Warzen	Wächst in Gärten und an Straßenrändern
Silymarin Naturstoffgemisch	Hepatitis	Wird aus Mariendistelfrüchten hergestellt
Sojaphospholipide	Hepatitis	Sojaphospholipide wirken leberschützend
Weißer Senfsamen (*Sinapis albae semen*)	Einfache Erkältung	Gemäß Erfahrungsheilkunde sind Senfmehlfußbäder bei beginnenden Erkältungen sehr hilfreich

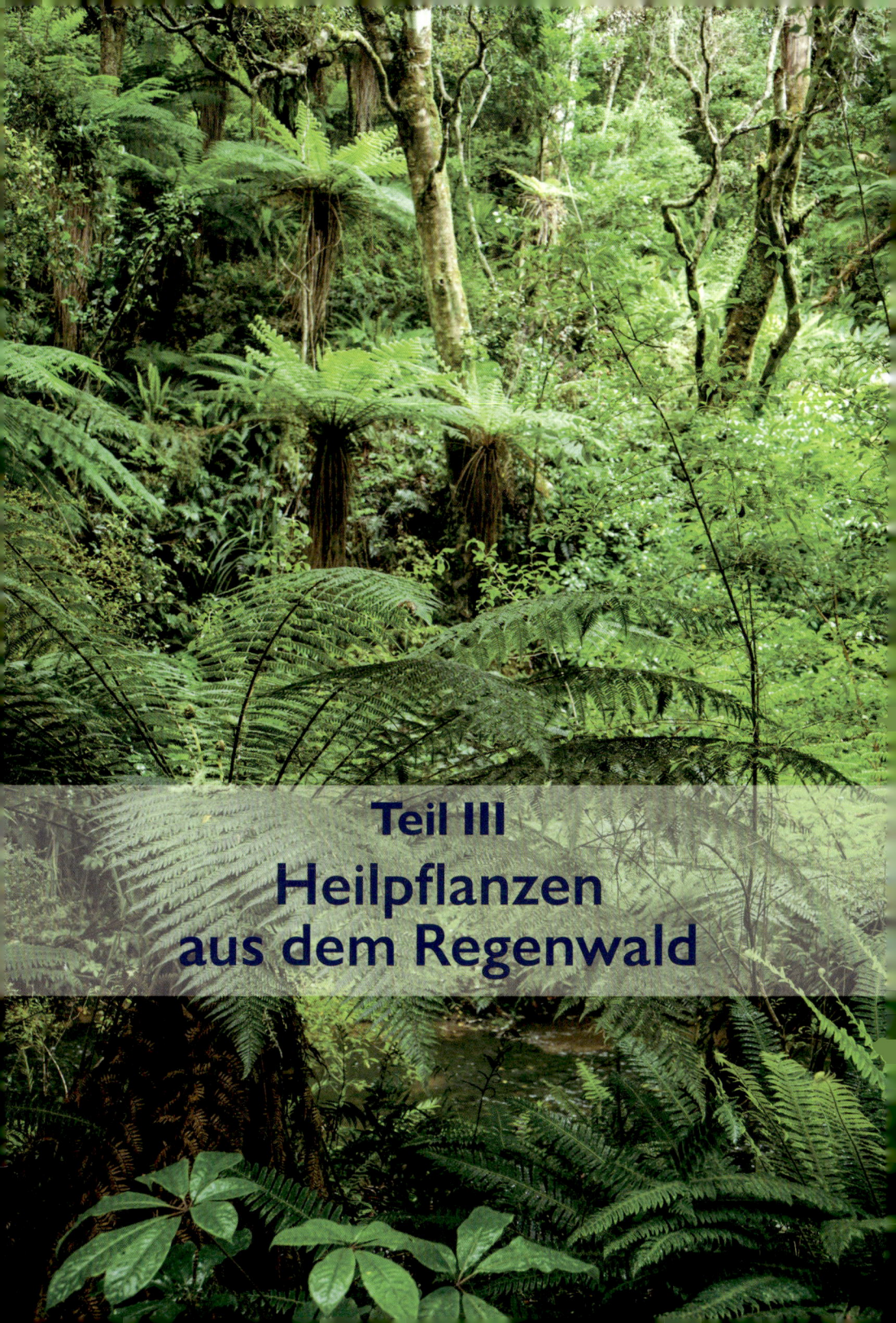

Teil III

Heilpflanzen
aus dem Regenwald

Der Regenwald ist für unser Klima wichtig und für die Sauerstoff-
produktion auf unserem Planeten. Außerdem enthält er viele Heilpflanzen, die inzwischen teilweise auch kultiviert werden und über
das Internet erhältlich sind. Die im Folgenden genannten sind auch
gegen Viren aktiv.

Der Sonnenpilz aus dem Regenwald:
Agaricus blazei murril gegen Hepatitis

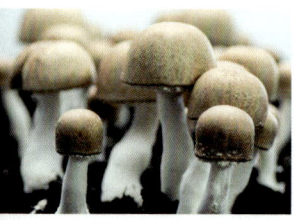

Agaricus

Agaricus ist ein Pilz, der ursprünglich aus dem brasilianischen Regenwald stammt. Es handelt sich um einen
sogenannten Mandelpilz, der dem Champignon ähnlich
ist. Er wird auch Sonnenpilz oder Brasilianischer Gottes-
pilz genannt.

Wenn man weiß, dass viele Antibiotika aus Pilzen
stammen, so verwundert es nicht, dass auch der Regenwald solche Pilze wachsen lässt. Ein besonders wertvolles
Exemplar ist Agaricus. Er wird inzwischen vor allem in Japan kultiviert, jedoch auch in Brasilien. In Deutschland wird er ebenfalls angeboten, auch über das Internet.

Medizinische Anwendungen

Zu seinen bemerkenswerten Inhaltsstoffen gehören hohe Mengen an
den Vitaminen B_6 und B_{12}. Er stabilisiert wirkungsvoll das Immunsystem und hat den höchsten Anteil an Beta-Glucanen aller Heilpilze.
Diesen Substanzen wurde eine eindeutig krebshemmende Wirkung
in zahlreichen unabhängigen Studien bescheinigt. Infolgedessen wird
er in der alternativen Krebstherapie und zur Unterstützung des Immunsystems in Komplementärtherapien verwendet. Manche sehen in ihm
ein „kleines Wunder" der Krebsbehandlung. Außer den Beta-Glucanen enthält er noch spezielle Mehrfachzucker und RNA-Protein-
komplexe (Verbindungen aus Eiweiß und Erbsubstanz), die ebenfalls
höchst erfolgreich bei vielen Krebskrankheiten wirken. Man kann den
Pilz sehr gut mit der Chemotherapie kombinieren, die im Allgemeinen

unter Verwendung des brasilianischen Gottespilzes viel besser vertragen wird. Aber er hilft auch bei vielen anderen Beschwerden etwa bei Hepatitis und sogar bei Aids. Auch den Blutdruck und den Cholesterinspiegel soll der Pilz senken können.

Als Nebenwirkung sind nur Allergien bei empfindlichen Personen bekannt.

Empfohlene Tagesmenge

Zur Krebsvorsorge werden 6–10 Gramm täglich empfohlen, hat man bereits Krebs, erhöht sich die Menge auf täglich 40 Gramm.

Man kann die Pilze als Tee zubereiten und 3-mal täglich vor den Mahlzeiten trinken. Der übrig gebliebene Pilz daraus kann dann noch als Salat verwendet werden.

Chancapiedra gegen Aids

Der Name Chancapiedra (*Phyllanthus niruri*) bedeutet „Steinbrecher". Die krautige Pflanze gehört zur Familie der Wolfsmilchgewächse und erreicht eine Wuchshöhe von 30 bis 40 cm. Sie hat kleine Blätter und weiße Blüten. Man findet sie im Regenwald Amazoniens und anderen tropischen Gebieten. Die Pflanze genießt eine große Bedeutung in der Bevölkerung.

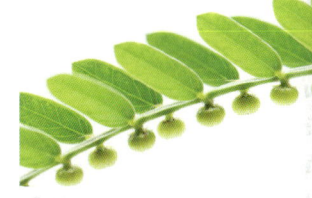

Chancapiedra

Sie wird im Regenwald gesammelt und nicht kultiviert. Verwendet wird ihr ganzer oberirdischer Teil mit Stängel, Blättern und Blüten.

Medizinische Wirkungen

Die Untersuchungen zur Hepatitis B waren widersprüchlich, dafür scheint die Anti-HIV-Wirkung hinreichend belegt und wurde in einem Medikament mit Namen Nirurisid umgesetzt.

Indigene nutzten dieses Gewächs bei Fieber, Grippe, Gelbsucht und diversen Tumoren.

In Peru verwendet man sie bei Hepatitis (Leberentzündung), in Indien bei Bronchitis und Gelbsucht. An ihr wurde sehr viel geforscht, um ihre wirksamen Stoffe zu finden. Indische und brasilianische

Forschungsgruppen waren unter den ersten, da deren einheimische Bevölkerung sie jahrhundertelang nutzte.

Durch seine zahlreichen Wirkungen erlangte das Kraut aus dem Regenwald Weltruhm. Das Bedeutende daran ist, dass bislang keine Nebenwirkungen auftraten und es nicht gesundheitsschädlich ist.

Traditionelles Rezept

Bei Oro verde (s. Anhang, *Quellen*) findet man ein gängiges Rezept für den Aufguss: etwa 5 Gramm des Naturheilmittels in kaltem Wasser aufweichen, dann in frischem Wasser etwa 10 Minuten kochen, abkühlen lassen, absieben und 1 Tasse 2- bis 3-mal täglich warm zu sich nehmen.

Katzenkrallen-Dorn gegen Aids und Herpes

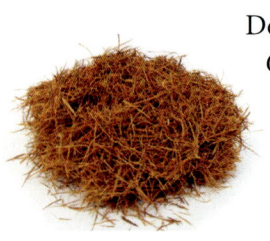

Der Katzenkrallen-Dorn (*Uncaria tomentosa Willdenow de Candolle*) gehört zu den sogenannten „Wunderpflanzen", da er nahezu unglaubliche Heilwirkungen hat.

Una de gato – wie die Pflanze auch genannt wird – gehört seit Jahrhunderten zu den großen Heilpflanzen der indigenen Bevölkerung. Jeweils spezielle Pflanzenmischungen werden für bestimmte Erkrankungen verwendet, da die Inhalts-stoffe sehr unterschiedlich sind. Dazu kommt, dass der Verarbeitungsprozess beachtet werden muss.

Katzenkralle

Der Katzenkrallen-Dorn gehört zur Pflanzenfamilie der Röte-(*Rubiaceae*) oder Liliengewächse.

Bei der Pflanze handelt es sich um eine Liane, die bis zu 20 m hoch wachsen kann. In den Blattachseln befinden sich sichelförmig ge-krümmte Halteorgane, die aufgrund ihrer Form an eine Katzenkralle erinnern. Blüht die Pflanze, so bilden sich an Stelle der Dornen rispenförmig angeordnete gelbe Blütendolden.

Man findet sie unter anderem im gesamten Amazonasregenwald von Bolivien und Brasilien. Sie ist für ihre medizinische Wirkung bekannt, wobei dies offensichtlich nur für die peruanische Form gilt.

In Paraguay nennt man sogar den Huflattich *Uña de Gato*, sodass man sehr vorsichtig sein muss, welche Art man angeboten bekommt. Mindestens 18 weitere Pflanzen, die nicht artverwandt sind, tragen den Namen *Uña de Gato*. Bei der Art, mit der die Katzenkralle verwechselt wird, scheint es sich um die *Uncaria guianensis (Aubl.) Gmel.* zu handeln, die man eigentlich sehr gut von der richtigen Katzenkralle trennen kann. Wichtig ist die Unterscheidung auch deshalb, da die beiden einen unterschiedlichen medizinischen Wirkstoffgehalt aufweisen. Auch innerhalb der Art gibt es noch zwei verschiedene Gruppen mit unterschiedlichen Inhaltsstoffen.

Seit mehr als tausend Jahren wird sie von den Ureinwohnern in der Naturmedizin angewandt. Die Indigenen Perus brauten einen Tee aus der inneren Rinde, also dem Bast der Pflanze. Diesen Pflanzenteil setzt man auch heute noch ein.

Die Pflanze ist sehr beliebt und um ihre Vermehrung nicht zu beeinträchtigen, wird nur die Rinde gesammelt. Damit sie nicht ausgerottet wird, legt die Regierung von Peru infolge der ungeheuren Nachfrage nach dem Mittel die Termine und Mengen der Ernte gesetzlich fest.

Die medizinischen Wirkungen

Im Labor zeigten sechs enthaltene Zuckerverbindungen mit Namen „Quinovinsäureglycoside" antivirale Eigenschaften gegen zwei RNA-Virusinfektionen (Vesicular stomatitis virus, s. *Lexikon*, und Rhinovirus 1B). Als man Katzen, die von Retroviren infiziert waren, die unbehandelt in 90 Prozent der Fälle tödlich sind, intramuskulär sogenannte pentazyklische Oxindolalkaloide spritzte, wurde bei 85 Prozent der Versuchstiere eine Rückbildung der Krankheitssymptome beobachtet. 44 Prozent der Tiere waren nach fünf Beobachtungsmonaten virusfrei.

Uña de Gato enthält eine einzigartige Kombination chemischer Verbindungen (Alkaloide, s. Anhang, *Lexikon*), die bei der Anwendung gleichzeitig den Organismus sehr schonen. Auch bei verschiedenen Herpeserkrankungen setzt man sie ein.

Nachgewiesen ist eine Stimulierung des Immunsystems bzw. zweier spezieller Arten von weißen Blutkörperchen: Granulozyten und Makrophagen. Diese Wirkung scheint auch die wichtigste der Pflanze zu sein. Menschen mit schwachem Immunsystem, wie HIV-Patienten oder Krebskranke, können mit ihrer Hilfe auf eine Stimulierung des Abwehrsystems hoffen. Bei Aids wurde die Wirkung im Tierversuch gezeigt. Entsprechend wendet man die Pflanze bei der Behandlung von Aids- und Krebs-Patienten an, insbesondere bei der Nachbehandlung von Krebs.

Darüber hinaus verlängert sie die Überlebenszeit der Lymphozyten und hilft beim Aufbau neuer, gesunder Zellen.

Oro verde (s. Anhang, *Quellen*) berichtet von einer 58-jährigen Patientin aus Holland mit Eierstock- und Gebärmutterhalskrebs. Man konnte sie nicht operieren und prognostizierte ihr eine Lebenserwartung von drei Monaten. Sie nahm Tabletten mit *Uncaria tomentosa* ein und gilt inzwischen als geheilt.

Zusätzlich vorbeugende Wirkung

Aber nicht nur heilend wirkt sie, auch zur Vorbeugung setzt man sie ein, z. B. als Antioxidans (s. Anhang, *Lexikon*: „Antioxidanzien"). Dafür wird eine dreimonatige regelmäßige Anwendung empfohlen. Ist man bereits krank, hängt die Anwendungslänge vom konkreten Fall ab. Im Allgemeinen sind es sechs und mehr Monate.

Die Heilwirkung der Pflanze ist derart abenteuerlich, dass man es fast nicht glauben kann. Aber es ist eine Tatsache und sogar so beeindruckend, dass sich die Weltgesundheitsorganisation (WHO) mit der Pflanze beschäftigte. Bereits im Mai 1994 fand unter ihrer Schirmherrschaft eine erste internationale Konferenz zum Thema *Uncaria tomentosa* statt. Tatsächlich stimulieren die Pflanze bzw. Auszüge davon das Immunsystem um fast 60 Prozent und auch die anderen Wirkungen scheinen absolut belegt. Die antioxidative Wirkung ist sogar 3,18-mal höher als diejenige von Vitamin C!

Wissenschaftler wiesen ebenfalls die blutdrucksenkende und entwässernde Wirkung nach sowie die Überwindung von Virusinfektionen.

Traditionelles Rezept

Verschiedene Rezepte zur Anwendung von *Uncaria tomentosa* kursieren, die jedoch wissenschaftlich nicht untersucht sind. Wenn man die

Pflanze dennoch selbst testen will, benötigt man für einen Liter Tee zwei Gramm Katzenkralle. Die Mischung sollte man 15–20 Minuten lang kochen und anschließend absieben.

Eine Variante davon beschreibt Oro verde (s. Anhang, *Quellen*) als traditionelles indigenes Rezept: 5–10 Gramm getrocknete Rinde (ca. 2–3 Esslöffel) mit einem Liter Wasser mischen, zum Kochen bringen, 20–25 Minuten kochen, abkühlen lassen und absieben. Getrockneter und gemahlener Bast ist dort erhältlich.

Timm Büscher (s. Anhang, *Quellen*) erwähnt als verwendete Dosierungen Mengen von 1 bis 3 Gramm täglich, bis hin zu 20 Gramm bei fortgeschrittenen Krankheitsstadien. Bei den größeren Mengen empfiehlt er allerdings einen Arzt hinzuzuziehen, um Nebenwirkungen zu vermeiden.

Präparate und Tees, die die Wirkstoffe der Pflanze enthalten, dürfen bei Organtransplantationen bzw. von Patienten, die Immunsuppressiva einnehmen, nicht verwendet werden. Ebenso sollte man eine zeitliche Nähe zu Impfungen vermeiden. Auch bei einer Heparinbehandlung sollte man vor Verwendung des Pflanzenpräparats mit dem Arzt sprechen. Da die Katzenkralle ganz offensichtlich den Blutdruck beeinflusst, sollte vor dessen Einnahme mit dem Arzt abgeklärt werden, ob noch andere Medikamente dieser Art verwendet werden dürfen. Eine Blutdruckkontrolle ist anzuraten. Auch mit Antazida (sie beeinflussen die Säurebildung im Magen) sollten Katzenkrallenpräparate nicht gleichzeitig eingenommen werden. Sollte die Anwendung Durchfall auslösen, ist die Dosis zu verringern.

Pasuchaca gegen Herpes

Die Pflanze Pasuchaca (*Geranium dielsianum Knuth*) aus der Familie der Storchschnabelgewächse (*Geraniaceae*) wird sowohl wild gesammelt als auch kultiviert. Man findet sie in Nordperu. Als Grundlage für Medikamente wird der ganze oberirdische Pflanzenteil sowie der Stängel mit Blättern und Blüten (*Herba geranii*) verwendet.

Pasuchaca

Medizinische Wirkungen

Pasuchaca gehört zur traditionellen Andenmedizin und wirkt antidiabetisch, adstringierend und antientzündlich. Zum Teil beruht dies auf der blutzuckersenkenden Wirkung der Pflanze. Man schreibt diesen Effekt den Bioflavonoiden zu, die dank ihrer markanten antioxidativen Aktivität freie Radikale (s. Anhang, *Lexikon*) hemmen und auf diese Weise zur Erneuerung der Pankreaszellen beitragen. Auch gegen Lippenherpes soll die Pflanze helfen. Generell soll das Viruswachstum verhindert werden.

Beschränkungen im Hinblick auf den Einsatz kennt man nicht, aber die Inhaltsstoffe Geraniol, β-Citronellal und Ethylbutansäure können bei besonders empfindlichen Personen eine allergische Reaktion auslösen.

Traditionelle Rezepte

Etwa 5 Gramm der Pflanze (trockener oberirdischer Pflanzenteil) in kaltem Wasser einweichen, dann ca. 10 Minuten kochen, abkühlen lassen und 1 Tasse 2- bis 3-mal täglich zu sich nehmen. Das Verhältnis entspricht 10 Gramm Pflanze in 1 Liter Wasser.

Die Pflanze im oben genannten Verhältnis unter Rühren kochen und auf die Hälfte des ursprünglichen Gehalts eindampfen. Da diese Mischungen nicht wissenschaftlich untersucht sind, sollte man sie nur mit Vorsicht und unter ärztlicher Kontrolle testen. Während der Kur sollte man eine kohlenhydratarme Diät einhalten, das heißt wenig Zucker und Stärke zu sich nehmen.

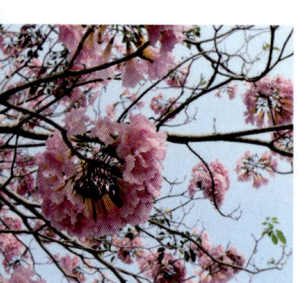

Tawari

Tawari amarillo und negro – bekannt als Lapacho-Tee!

Tawari (*Tabebuia chrysantha* [Vahl.] *Nich.* und *serratifolia* [Jacq.] *Nich.* sowie *avellanedeae*) gehört zu den Trompetenbaumgewächsen, wissenschaftlich *Bignoniaceae*. Es handelt sich um einen hochgewachsenen Baum, den man in manchen Bereichen der südamerikanischen

Regenwälder findet. Zu dieser Gattung gehören viele hohe und herrlich blühende Bäume, die große und wunderschöne rote oder violette Blüten aufweisen. Sie können in manchen Gegenden bis zu 700 Jahre alt und 20 Meter hoch werden.

Die englische Bezeichnung ist Lapacho, ein Name, den wir vom Lapacho-Tee kennen. Indigene, auch die Inka, nutzen ihn schon seit Urzeiten – gegen zahlreiche Leiden.

Zu Heilzwecken wird nur die innere Rinde des Baumes, der Bast, verwendet. Sie fällt quasi als Abfallprodukt bei der Holzgewinnung an. Dadurch kann der Tee zu geringen Preisen angeboten werden. Erntet man nur die Rinde, so wächst sie relativ schnell wieder nach, sodass kein dauerhafter Schaden an der Pflanze entsteht.

Medizinische Wirkungen

Den Bast von Tawari setzt man ein bei Erkältung, Husten, Grippe und Fieber. Er wirkt gegen Pilze, Viren und Bakterien. Er hilft bei Herpes, Gesichts-, Wund- und Gürtelrose.

Wie man sieht, kann man Lapacho fast schon als Wundermittel bezeichnen. Die Pflanze enthält mindestens 20 aktive Bestandteile, denen man Heilwirkungen zuschreibt.

Belegt sind z. B. die Stimulierung des Immunsystems und die antibakterielle Wirkung. Bereits der regelmäßige Genuss des Lapacho-Tees soll das Immunsystem stärken. Für diese Wirkung werden Substanzen der Stoffgruppe der sogenannten Chinone verantwortlich gemacht, die zu den sekundären Pflanzenstoffen (s. Anhang, *Lexikon*) zählen. Sie sollen sogar bereits in Mengen, die in einem normalen Aufguss enthalten sind, die körpereigenen Abwehrkräfte stärken. Der Tee enthält kein Koffein und weniger Gerbstoffe als andere Tees. Dadurch schmeckt er angenehm mild.

Tawari hat weltweit Bedeutung als pflanzliches Heilmittel erlangt, zum Beispiel hilft die Pflanze gegen verschiedene Virusarten, dazu gehören Herpes vom Typ 1 und Typ 2 sowie das Influenza- und Poliovirus.

Traditionelles Rezept

Ein traditionelles Rezept zur Senkung des Blutzuckerspiegels, Minderung von Blähungen und Heilung von Gallenblasensteinen sowie Lebererkrankungen sieht so aus: 2 Esslöffel getrocknete Rinde mit 1 Liter Wasser mischen, zum Kochen bringen, 20–25 Minuten kochen, abkühlen lassen, absieben und den Tee trinken. Oro verde (s. Anhang, *Quellen*) vertreibt den getrockneten, gemahlenen Bast der Pflanze. Vorsicht ist angebracht, da Lapacho bei empfindlichen Menschen unter Umständen eine Allergie auslösen kann. Vor einer Überdosierung und längerer Anwendung als sechs Wochen wird gewarnt. Auch Schwangere sollten die Pflanze allenfalls äußerlich anwenden. Als Bestandteil von Salben ist Lapacho offensichtlich problemlos verwendbar.

Madagaskar-Immergrün gegen Krebs

Ursprünglich kam das Madagaskar-Immergrün (*Catharanthus roseus*) tatsächlich aus Madagaskar, heute ist es weltweit in den Regenwäldern verbreitet. Es ist auch unter dem Namen *Rosy Periwinkle* bekannt. Es handelt sich um eine unscheinbare Pflanze, die zur Familie der Hundsgiftgewächse gehört und eine rosafarbene, fünfblättrige Blüte zeigt.

Medizinische Wirkungen

Madagaskar-Immergrün

In der traditionellen Heilkunst wurde der Blütenauszug gegen Halsschmerzen und Erkältungen eingesetzt.

Für die moderne Medizin ist es eine wichtige Grundsubstanz für die Chemotherapie bei unterschiedlichen Krebsarten. Es enthält die Alkaloide (s. Anhang, *Lexikon*) Vincristin und Vinblastin, die als Modellsubstanzen für Zytostatika (s. Anhang, *Lexikon*) dienen. Vinblastin ist ein Standardmedikament bei Blasenkrebs. Vincristin wird in der Kombinationstherapie bei Leukämie und kleinzelligem Bronchialkarzinom (spezielle Krebsart der Bronchien) eingesetzt. Auch gegen Hodenkrebs werden die Inhaltsstoffe des Immergrüns verwendet. Die Hodgkin-Krankheit (Lymphdrüsenkrebs), an der vor allem junge Erwachsene erkranken, und die akute lymphatische Leukämie kamen ohne die Pflanze praktisch einem Todesurteil gleich. Durch den Einsatz von Vincristin in der Chemotherapie hat sich die Überlebenschance von an Leukämie erkrankten Kindern vervierfacht. Mit Vinblastin konnte die Zehn-Jahres-Überlebensrate der Hodgkin-Krankheit von 2 Prozent auf 58 Prozent erhöht werden. Die Medikamente sind auch gegen einige weitere Krebsarten wirksam, etwa gegen den Wilms-Tumor, primäre Hirntumore sowie gegen Gebärmutterhals- und Brustkrebs. Der jährliche Gewinn aus der Herstellung und dem Verkauf der beiden Wirkstoffe der Pflanze übersteigt 180 Millionen Dollar! Leider hatte der Gewinn aus dem Verkauf der wertvollen Wirksubstanzen keinen „Niederschlag auf Madagaskar selbst, wo heute 1000 Pflanzenarten vom Aussterben bedroht sind", so Greenpeace Österreich.

Register der Krankheiten und Heilkräuter aus dem Regenwald

Arzneipflanze oder Wirkstoff	Hilft bei folgenden Beschwerden	Wissenswertes
Sonnenpilz (*Agaricus blazei murril*)	– verschiedene Krebs-erkrankungen – Hepatitis – Aids	Hilft vor allem in Kombination mit Chemotherapie bei Krebs
Chancapiedra (*Phyllanthus niruri*)	– Aids – Hepatitis – Grippe – grippale Infekte z. B. mit Bronchitis – verschiedene Krebs-erkrankungen	Genießt in der Bevölkerung ein hohes Ansehen
Katzenkrallen-Dorn (*Uncaria tomentosa*)	– versch. Herpes-erkrankungen – Gebärmutterhalskrebs – Erkältungen – Aids	Katzenkrallen-Dorn hat beeindruckende Heilwirkungen
Madagaskar-Immergrün (*Catharanthus roseus*)	– Erkältungen – Halsschmerzen – verschiedene Krebsarten	Ihre Inhaltsstoffe werden inzwischen in der konventionellen Krebs-therapie verwendet
Pasuchaca (*Geranium dielsianum Knuth*)	– Lippenherpes	Soll das Viruswachstum verhindern können
Tawari amarillo und negro (*Tabebuia chrysantha u. serratifolia [Jacq.] Nich.*)	– Lippen- und Genitalherpes – Gesichts-, Wund- und Gürtelrose – Grippe, Erkältungen mit Halsschmerzen – Gebärmutterhalskrebs	Der Lapacho-Tee stammt von einem wunderschön blühenden Baum

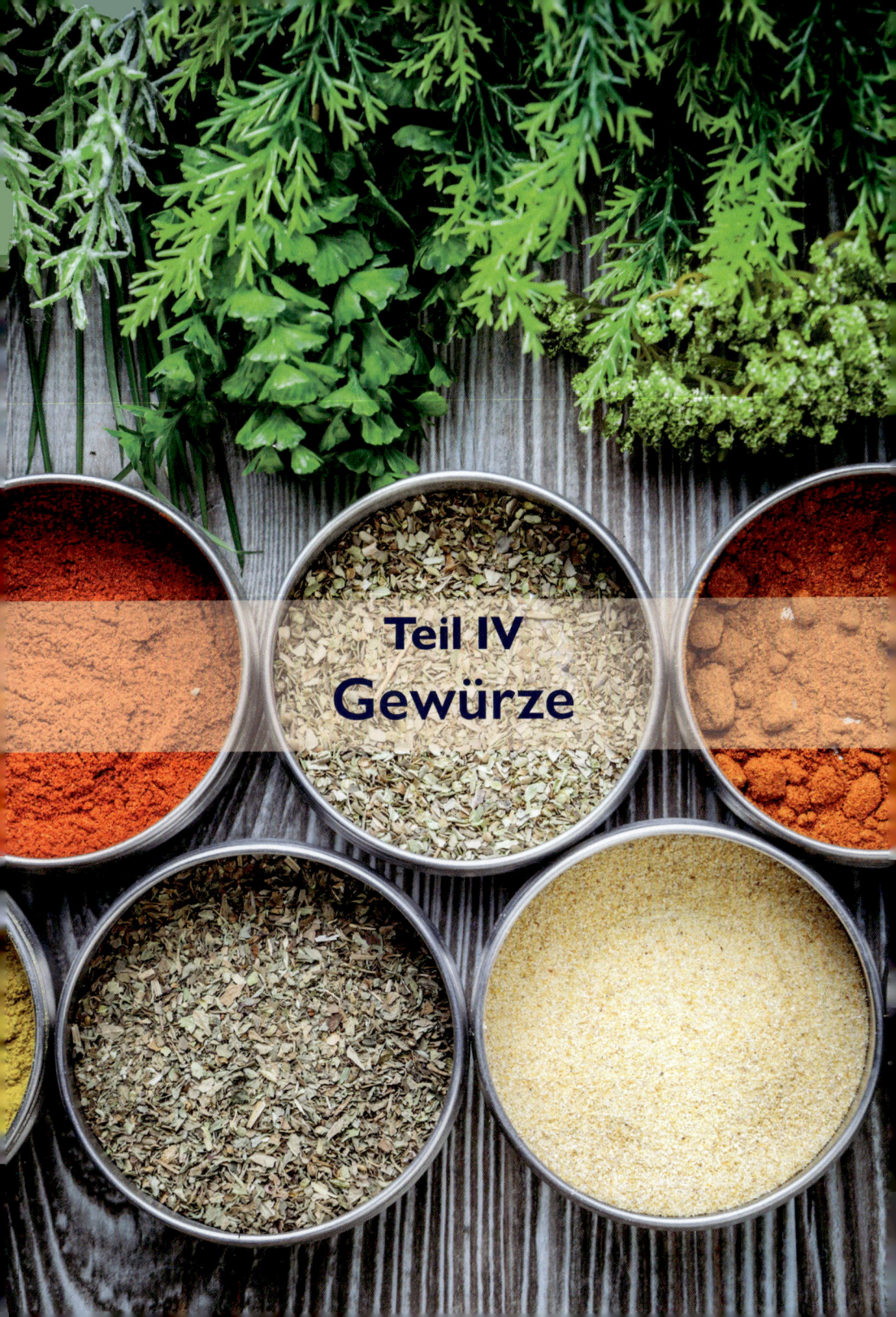

Teil IV
Gewürze

Gewürze enthalten oft Inhaltsstoffe, die gegen Viren wirken – oft sogar gleichzeitig gegen mehrere. Die Wirkstoffkombination verhindert, dass Viren Resistenzen gegen sie entwickeln. Gegen ein ganzes Arsenal an Virenbekämpfungsmitteln kann ein Virus eben keine Gegenwehr entwickeln. Leider gibt es nicht für alle Gewürze Studien, meist nur Tierversuche. Dennoch hilft es unter Umständen ergänzend zu anderen Maßnahmen, wenn man das Gewürz verwendet, das auch gegen den jeweiligen Virusinfekt hilft.

Sie werden staunen, wenn Sie lesen, dass man Pflanzen aus der Familie der Lippenblütengewächse auf ihre hemmende Wirkung auf das Aids-Virus untersucht hat: 46 von 51 Pflanzen hatten diesen Effekt. Dabei handelte es sich hauptsächlich um Gewürze! Ähnliche Wirkstoffe wie in der Melisse verursachen auch im Ysop die Hemmung des Aids-Virus. Dazu kommt eine spezielle Zuckerverbindung. Beim Salbei fand man beispielsweise heraus, dass offensichtlich die enthaltene Oleanolsäure die Viren hemmt.

Wenn Sie mehr über die heilenden Wirkungen von Gewürzen wissen möchten – auch über jene, die bei Bakterien und Pilzen helfen –, kann ich Ihnen das Buch von Sanja Loncar (s. Anhang *Quellen*) empfehlen: *Eine Prise Weisheit – Das Geheimnis der Heilkraft der Gewürze.*
Die folgenden Gewürze wirken gegen verschiedene Viren.

Basilikum

Basilikum

Die in Basilikum enthaltenen Antioxidanzien Ursolsäure und Apigenin wirken nachweislich gegen Herpes-Viren. Das Gewürz hat außerdem einen positiven Einfluss auf die Leber und hilft, Viren zu bekämpfen, die bei einer geschwächten Leber auftreten. Entsprechend soll das Gewürz gegen Hepatitis-Viren helfen.

Ein Bestandteil des ätherischen Basilikumöls, das sogenannte Linalool, wirkt gegen Adenoviren, die oft Verursacher von Erkältungskrankheiten und anderen Atemwegsinfekten sind. Dementsprechend hilft Basilikumtee bei Halsschmerzen und Heiserkeit. Den daraus bereiteten Tee kann man auch inhalieren; dann hilft er bei Entzündungen der Atemwege.

Fenchel

Fenchel wirkt bei viralen (und auch bakteriellen) Atemwegsinfekten, die von einem produktiven Husten begleitet werden. Mit seiner Hilfe erhöht sich die Ausscheidung von Bronchialschleim und der zähe Auswurf wird verdünnt. Dadurch wird das Abhusten erleichtert. Auch das Fieber wird gesenkt und man schwitzt mehr. Dabei helfen sowohl die Fenchelsamen als auch das ätherische Fenchelöl. Von Letzterem gibt man einige Tropfen in Wasser und gurgelt damit. Damit kann man entzündete Schleimhäute, Halsschmerzen und Heiserkeit lindern. Kaut man die rohen Samen, kann man Grippe möglicherweise sogar verhindern.

Fenchel

Hildegard von Bingen empfahl die gleiche Menge Fenchel, Dill und Schwarze Minze in Wasser zu kochen, durch ein Tuch abzusieben und zu trinken. Fenchel und Großblütige Königskerze zu gleichen Teilen in Wein zu kochen, helfe bei heiserer Stimme und Schmerzen im Brustkorb. Auch diese Flüssigkeit wird abgesiebt und getrunken.

Galgant

Galgant (*Alpinia galanga [L.] Willd.*) hält wach, regt die Nervenzellen in der Magenwand und die Verdauung an. Außerdem fördert das Gewürz die Denkfähigkeit. Hildegard von Bingen bezeichnete Galgant als das „Gewürz des Lebens". Das Gewürz gehört zu den Ingwergewächsen. Wie es auch für Ingwer typisch ist,

Galgant

wird das Rhizom, also der unterirdische Teil der Pflanze, als Gewürz und Heilmittel verwendet. Galgant schmeckt aber weniger scharf. Es gibt verschiedene Arten davon. Studien zur Wirksamkeit gegen Viren beziehen sich auf den kleinen Galgant (*Alpinia officinarum*), der aus China stammt. Man erhält ihn als Pulver und er verleiht einen etwas herben Geschmack. Wie Ingwer kann man Galgant in dünne Scheiben schneiden, mit kochendem Wasser übergießen und als Tee trinken. Vorsicht mit der Dosierung – schon wenige kleine dünne Scheiben genügen, ansonsten wird das Gebräu zu scharf.

Man weiß sicher, dass Galgant entzündungshemmend und krampflösend ist und positiv auf das Herz wirkt. Kaut man ein Stück Galgant auf einer langen Autofahrt, hilft es, wach zu bleiben.

Seine Wirkung gegen Viren

Galgant wirkt – zumindest im Labor – gegen mehrere Viren:
– respiratorische Synzytial-Viren (rufen akute Bronchitis und Lungenentzündungen hervor),
– Masernviren,
– Polioviren,
– Herpes-simplex-Viren (Herpes labialis, Herpes nasalis und Herpes genitalis),
– Grippeviren.

Die Wirkstoffe, die gegen die unheilvollen Zeitgenossen in Galgant wirken, heißen Diarylheptanoide. Von ihnen kennt man bislang etwa 13 verschiedene Arten.

Gartenkresse

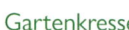

Gartenkresse (*Lepidium sativum L.*) kennt man als Gewürz, Keimlinge, Gemüse oder sogar als Nahrungsergänzungsmittel. Die Pflanze gehört zur Familie der Kreuzblütler und erinnert geschmacklich ein wenig an Pfeffer. Entsprechend ist sie als Zugabe für pikante Speisen und milde Salate sinnvoll.

Gartenkresse

Gartenkresse enthält Senfölglycoside, viel Vitamin C und A. Die Kresse regt den Stoffwechsel an, lindert Verstopfung und verstärkt die Urinausscheidung.

Als antivirale Wirkung kennt man bisher nur die Wirkung gegen Enzephalitisviren, also gegen Gehirnhautentzündung, bekannt als FSME (Frühsommer-Meningoenzephalitis, übertragen durch Zecken).

Knoblauch

Frischer Knoblauch hilft bei Bronchitis. Er bekämpft
Viren, deshalb stellt er eine wirksame Hilfe bei Erkältungen dar. Dazu nimmt man am besten Knoblauchsaft
oder Knoblauchtinktur ein.

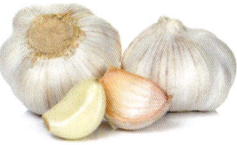
Knoblauch

Kubebenpfeffer

Kubebenpfeffer (*Piper cubeba L. F.*) hilft bei Viren, die
die Leber befallen, gegen Herpes, Pfeiffersches Drüsenfieber und ähnliche Beschwerden. Leider ist dieses
Gewürz kaum bei uns bekannt. Man kann es aber über
das Internet beziehen.

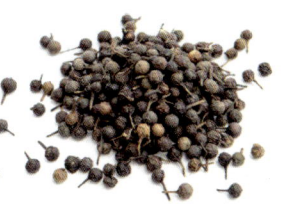
Kubebenpfeffer

Meerrettich

Meerrettich (*Kren Armoracia rusticana*) bekämpft
Viren, die Atemwegserkrankungen hervorrufen. Das
Präparat Angocin® beispielsweise enthält Meerrettich
und Kapuzinerkresse. Es ist am Menschen getestet, hilft
bei akuter Sinusitis und Bronchitis. In Studien an Patienten
konnten die Beschwerden um 80 Prozent reduziert werden.

Meerrettich

Meerrettich ist gleichzeitig ein Gewürz und Heilkraut. Er
hilft bei grippalen Infekten und anderen Atemwegserkrankungen.
Sogar die Pharmaindustrie nutzt ihn zur Herstellung von Erkältungs-
mitteln, aufgrund des entstehenden Senföls (s. S. 28). Mischt man den
Meerrettich mit Honig, kann er den Schleim verdünnen und Husten
lindern. Bei einem Atemwegsinfekt werden 20 Gramm (4 Teelöffel)
frische Meerrettichwurzeln pro Tag empfohlen. Von einer Meer-
rettichtinktur reicht ½ Teelöffel (2–3 Gramm) dreimal täglich aus.

Will eine Erkältung gar nicht verschwinden, hilft Meerrettichsirup.
Insbesondere bei schwacher Lunge, Bronchialleiden und anderen
Beschwerden der Atmungsorgane hilft die Wurzel. Dafür raffelt man
Meerrettich, gibt etwas Honig dazu, knetet die Masse gut durch und

presst den Sirup ab. Den erhaltenen Rückstand kann man noch in etwas Wasser mit unraffiniertem Rohrzucker aufkochen und nochmals abpressen. Anschließend gibt man dies dem rohen Sirup bei. Auf diese Weise erhält man einen kräftigen, heilwirkenden Sirup.

Wenn man die Empfänglichkeit gegen Erkältungen reduzieren will, kann man geraffelten Meerrettich unter die Salate mischen. Durch diese regelmäßige geringe Einnahme von Meerrettich nimmt die Empfindlichkeit gegen Erkältungen ab.

Minze

Deutschen Wissenschaftlern gelang es im Laborversuch nachzuweisen, dass ätherisches Minzöl gegen die Herpessimplex-Viren vom Typ 1 und Typ 2 wirksam ist.

Aber auch bei Hepatitis hilft das ätherische Minzöl. Man darf es zwar nicht einnehmen, aber man hilft der Leber am besten durch das Trinken von Minztee und die Zugabe von Minze zu Speisen. Man kann das ätherische Öl auch inhalieren. Minze schützt die Leber so stark, dass sie auch während einer Chemotherapie hilft.

Minze

Minze ist in Erkältungsteemischungen gut und verstärkt die anderen Bestandteile in ihrer Wirkung. Ein Aufguss aus Minzblättern eignet sich auch zum Inhalieren. Er wirkt allerdings kühlend, auch heiß getrunken, und ist daher nicht für Menschen geeignet, die frieren.

Oreganoöl

Zwar nicht das Gewürz Oregano (*Origanum vulgare*), aber sein Öl, das Oreganoöl, hat antivirale Eigenschaften. Deshalb kann es bei der schnellen Heilung von Herpesbläschen helfen. Dafür muss man nur etwas Oreganoöl mit einem Wattestäbchen direkt auf die infizierte Stelle geben und 10–15 Minuten einziehen lassen. Anschließend die Stelle mit Wasser reinigen und trockentupfen.

Oregano

Ysop

Ysop (*Hyssopus officinalis L.*), auch Essig-, Eisen- oder Bienen-kraut genannt, stammt vom griechischen Wort *hyssopos* und bedeutet etwa „heiliges Kraut". Er kommt ursprünglich aus dem Mittelmeerraum, wurde aber bei uns schon lange in den Kloster- und Schlossgärten gezogen. Die Pflanze gehört zur Familie der Lippenblütler, ist immergrün, wächst aufrecht und wird etwa einen halben Meter groß.

Leider gibt es nur wenige Händler, die Ysop als Gewürz ver-kaufen. Manchmal findet man ihn bei einem Kräuterkundigen.

Ein Ysop-Tee wurde untersucht und in mindestens zwei Studien konnte nachgewiesen werden, dass seine Kaffeesäure und die Tannine für die antivirale Wirkung verantwortlich sind. Dazu kommt eine spezielle Zuckerverbindung.

Ysop

Besonders stark wirkt Ysop – zumindest im Labor – gegen Aids-Viren. Auch gegen Herpes-simplex-Viren soll ein wässriger Ysop-auszug helfen.

Zimt

Das ätherische Öl aus der Rinde des Ceylon-Zimts wird in der Aromatherapie verwendet. Es bekämpft Viren. Man nutzt es bei Entzündungen der Nasennebenhöhlen und bei an-geschwollener Nasenschleimhaut. Am besten wirkt es, wenn man es inhaliert, aber auch Teemischungen mit Zimt sind hilfreich.

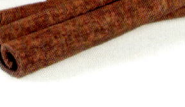

Bei Halsentzündungen ist mit Zimt vermischter Honig zu empfehlen: 1 Teelöffel Zimt mit 1 Esslöffel Honig mischen. Man nimmt 2–3 Teelöffel pro Tag davon ein und lässt den Honig langsam im Mund zergehen.

Zimt

Zitronenverbene

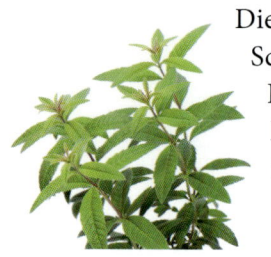

Die Zitronenverbene erleichtert die Ausscheidung von Schleim. Sie hilft bei gereizten Schleimhäuten, Erkältungen, Husten und Kratzen im Hals. Dementsprechend sind ihr Einsatzgebiet Erkältungen, Grippe und andere Virusinfektionen.

Ein Rezept dafür: 2 Teelöffel frische oder getrocknete Blätter mit kochendem Wasser überbrühen, zehn Minuten ziehen lassen und abfiltern. Davon 2–3 Tassen pro Tag trinken. Der Tee reinigt die Atemwege und senkt die erhöhte Körpertemperatur.

Mehr als die empfohlene Menge kann allerdings die Magenschleimhaut und die Nieren reizen.

Zitronenverbene

Register der Gewürze, die bei verschiedenen Beschwerden helfen

Gewürz	Hilft bei folgenden Viren und Beschwerden	Wissenswertes
Basilikum	– Herpes-Viren – Hepatitis-Viren – Erkältungskrankheiten mit versch. Atemwegsinfekten – Halsschmerzen	Hat einen positiven Einfluss auf die Leber
Fenchel	– Erkältung mit verschiedenen Beschwerden (Husten mit Schleimbildung, entzündete Schleimhäute, Halsschmerzen, Heiserkeit) – Grippe	Fenchel hilft gegen Erkältungen, als Gewürz und als Heilpflanze

Gewürz	Hilft bei folgenden Viren und Beschwerden	Wissenswertes
Galgant	– respiratorische Synzytial-Viren – Masern – Polio – Lippen-, Nasen- und Genitalherpes – Grippe	Galgant ist gut für die Verdauung
Gartenkresse	– FSME	—
Knoblauch	– Erkältungen mit Bronchitis	Hilft nicht nur gegen Viren
Kubeben-pfeffer	– Herpes – Pfeiffersches Drüsenfieber	Das Gewürz hilft gegen viele Viren
Meerrettich	– grippale Infekte mit Atem-wegserkrankungen (akute Sinusitis, Bronchitis, Husten)	Meerrettich kombiniert man am besten mit Kapuzinerkresse
Minze	– Lippen- und Genitalherpes – Hepatitis – Erkältung	Minztee hilft auch während einer Chemotherapie bei Leberkrebs
Oreganoöl	– Lippenherpes	Wirkt antiviral
Ysop	– Aids – Herpes-simplex-Viren	Wirkt antiviral
Zimt	– Erkältungen mit Nasennebenhöhlen-entzündung, angeschwollener Nasenschleimhaut, Halsentzündung	Ceylon-Zimt bekämpft Viren
Zitronen-verbene	– Erkältung mit Husten und Kratzen im Hals – Grippe	—

Teil V
Heilsame Pilze – Shiitake und Co.

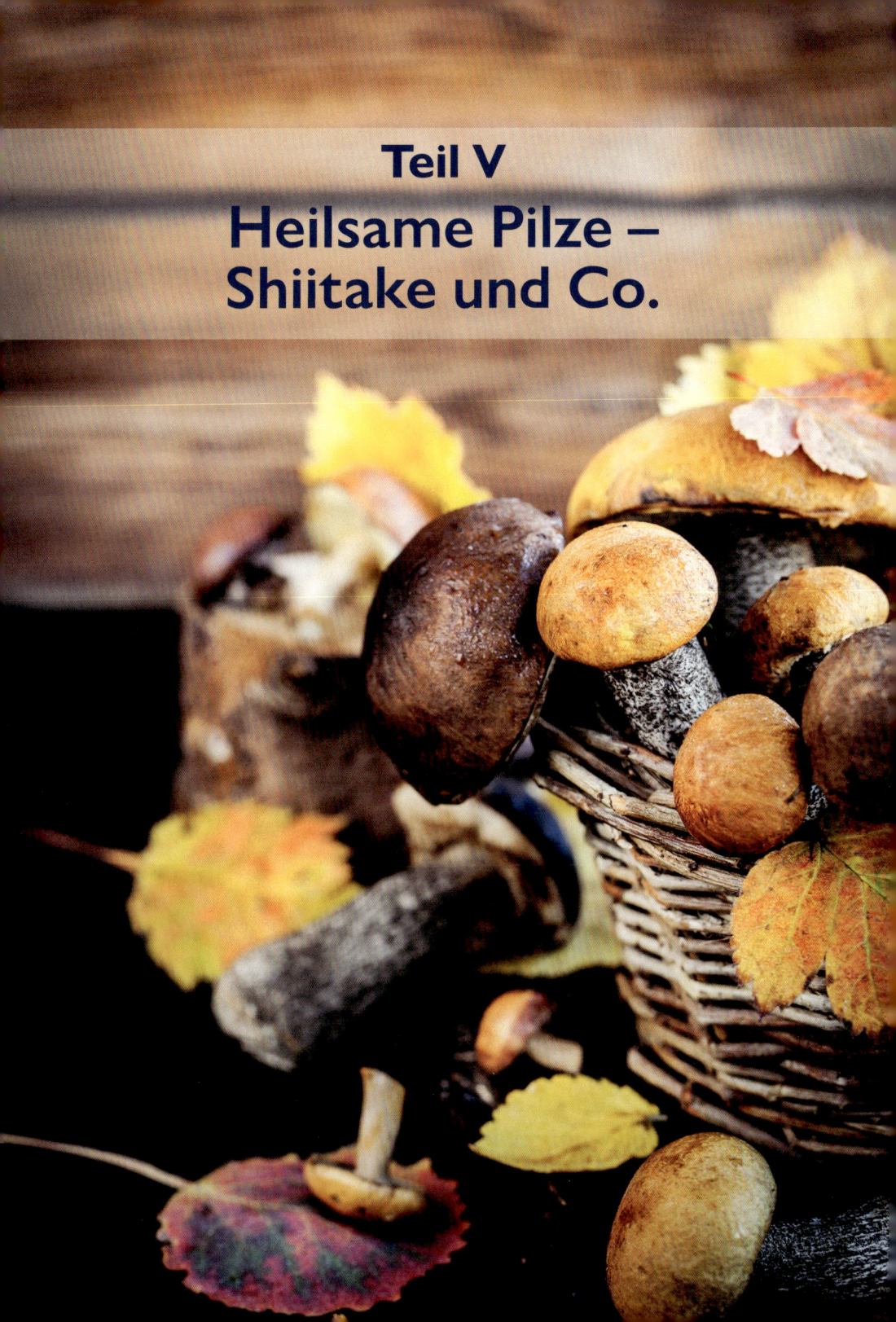

Heilpilze bzw. Präparate aus medizinischen Pilzen setzt man in der Traditionellen Chinesischen Medizin (TCM) seit mehreren tausend Jahren ein. In Japan werden sie seit Längerem in der Krebstherapie verwendet. Ihre Wirkungen sind zahlreich. So haben Heilpilze antioxidative und entgiftende Funktionen, manche enthalten lebensnotwendige Eiweißbausteine sowie eine Vielzahl unterschiedlichster bioaktiver Substanzen. In anderen findet man große Mengen an B-Vitaminen, Vitamin D und/oder Spurenelemente.

Besonders interessiert man sich für bestimmte Ballaststoffe, und zwar für eine Gruppe davon, die Vielfachzucker. Diesen sagt man eine abwehrstärkende Wirkung nach, indem sie verschiedene Zellen des Immunsystems anregen, so z. B. natürliche Killer- oder Fresszellen.

Lentinan und Gebärmutterhalskrebs

Zuckerverbindungen wie Lentinan werden in manchen Ländern bereits bei der Tumorbekämpfung eingesetzt. Laut japanischer Studien führt die zusätzliche intravenöse Injektionstherapie mit Lentinan zu einer Verlängerung der Lebenszeit und zu einem bis zu 50-prozentigen Rückgang nicht nur von Gebärmutterhalskrebs. Lentinan verstärkt auch die körpereigene Immunantwort, z. B. durch Mobilisierung der Killerzellen.

Shiitake

Shiitake (*Lentinula edodes*) ist einer der bekanntesten und am besten untersuchten essbaren Pilze. Er steht an zweiter Stelle der kultivierten Pilze auf der Welt und wird in den westlichen Ländern überall industriell oder regional in der Landwirtschaft produziert. Man erhält ihn als ganzen Pilz in vielen Supermärkten und Gemüsegeschäften, aber auch getrocknet, als Pulver sowie als wässrigen oder alkoholischen Extrakt.

Shiitake

Bei dem Heilpilz handelt es sich um einen holzbewohnenden Weißfäulepilz, der aus Ostasien stammt. Er bevorzugt Eichen,

Kastanien und Buchen. Er schmeckt gut, besitzt einen hell- oder dunkelbraunen Hut mit fünf bis zwölf Zentimetern Durchmesser. Seine Lamellen sind weiß oder zartgelb gefärbt.

Shiitake enthält zwei Komponenten, die auch gegen Viren wirken: das Lentinan und einen Lentinula-Myzel-Extrakt (LEM). Lentinan findet man in den Zellwänden des Fruchtkörpers und im Myzel. Die beiden Komponenten wirken antitumoral und antiviral. Volksheilkundlich soll das Myzel des Pilzes gegen Hepatitis B helfen.

Die antivirale Wirkung führt man auch auf seine immunstimulierende Wirkung zurück, so wird z. B. die Aufnahme- oder Fressfähigkeit der Makrophagen erhöht.

Belegt ist, dass der Pilz vor Grippeviren schützt. Aber auch gegen Erkältungskrankheiten hilft er, zumindest im Tierexperiment. Eine besondere Schutzwirkung scheint Shiitake gegen das Grippevirus Typ A zu haben. Man fand diese Wirkung sowohl in Fruchtkörperextrakten als auch in den Sporen des Pilzes. Als Ursache fand man heraus, dass Shiitake die Bildung von Interferon in den Zellen der Versuchstiere stimuliert und damit die Vermehrung von Grippeviren unterdrückt.

Aber nicht nur vor Grippe schützt der Pilz: Shiitake kann auch den Ausbruch einer Infektion mit Herpes-simplex-Viren unterdrücken. Das Myzelextrakt konnte man beim Menschen außerdem sehr erfolgreich gegen chronische Hepatitis B einsetzen.

In Ostasien nutzt man die Heilkraft des Shiitake vor allem dort, wo eine geschwächte Immunfunktion als auslösender oder verstärkender Faktor einer Krankheit vorliegt, etwa bei Krebs oder Aids.

Dennoch sollte der Pilz mit Bedacht eingesetzt werden, da einige Menschen allergisch reagieren. Auch eine erhöhte Empfindlichkeit gegenüber Sonnenlicht ist möglich, ebenso Magenbeschwerden und Hautrötungen sowie Juckreiz. Als sicher gelten die Mengen, die sich im Rahmen eines ganz normalen Pilzgerichtes bewegen. Der Inhaltsstoff, das Lentinan, ist bei uns zumindest als Nahrungsergänzung nicht zugelassen. Da es nur schlecht aufgenommen wird, muss es ohnehin injiziert werden.

Anwendung

Man kann den Pilz als ganze getrocknete Fruchtkörper oder Pilzpulver für Tee, Suppen oder andere Gerichte verwenden. In der traditionellen chinesischen Medizin nimmt man als tägliche Portion – je nachdem, ob der Pilz vorbeugend oder heilend wirken soll –, 6–16 Gramm Trockenpilze oder Pilzpulver zu sich. Das entspricht etwa 60–160 Gramm Frischpilzen. Bei uns erhält man auch Nahrungsergänzungsmittel auf der Grundlage von Shiitake. Zu beachten gilt hierbei, dass die einen nur gemahlene getrocknete Pilze enthalten, die anderen einen hochwertigen Extrakt, der mit Vitaminen und Pflanzenextrakten ergänzt sein kann.

Für ein Pilzgericht sollte man die Pilze nicht schälen und nur leicht abbürsten oder gegebenenfalls unter fließendem Wasser kurz abspülen, um eventuell vorhandene Erdreste zu entfernen. Den Stiel schneidet man etwa einen Zentimeter unterhalb der Lamellen ab, da Shiitake-Stiele zäh sind. Prof. Lelley (s. Anhang, *Quellen*) empfiehlt folgende Zubereitung, wenn man den Eigengeschmack der Pilze unterstreichen will.

Die Hüte frischer, nicht ganz ausgewachsener Pilze in etwa messerrückendünne Scheiben schneiden und diese anschließend unter Zugabe von sehr wenig Wasser in einem geschlossenen Topf 15–20 Minuten im eigenen Saft gar dünsten. Anschließend etwas Olivenöl zugeben und einige Minuten umrühren, bis die Restflüssigkeit in entsprechendem Ausmaß verdunstet ist und die Pilze gut sämig sind. Dann kann man sie auf Toastbrot anrichten.

Vor dem Dünsten empfiehlt Prof. Lelley den Pilzen erst etwas Salz beizugeben und sie dann für etwa eine Stunde stehen zu lassen. Wenig Wasser sollte man während des Dünstens erst dann hinzufügen, wenn die pilzeigene Feuchtigkeit verdampft ist und die Pilze noch nicht gar sind.

Man kann die Pilze auch für Omeletts verwenden. Sie bilden in Salaten, Pasteten und Soßen eine geschmackssteigernde Komponente.

Glänzender Lackporling

Der Glänzende Lackporling (*Ganoderma lucidum*) – besser bekannt als Reishi – ist in Asien, aber auch in Deutschland heimisch. Er gedeiht an abgestorbenen Baumstümpfen und am Fuß lebender Bäume. Er bevorzugt das abgestorbene Holz von Baumarten wie Erle, Birke, Buche, Kirsche und Eiche.

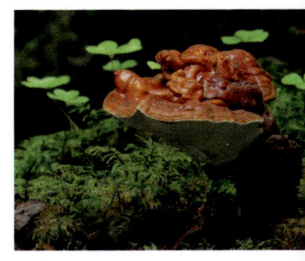

Lackporling

Als Speisepilz ist er ungeeignet, da das Fleisch holzig hart ist. Bei uns wird er deshalb getrocknet, geraspelt oder pulverisiert verzehrt. Es gibt auch Extrakte, die aus dem Heißwasserauszug des pulverisierten Pilzes hergestellt werden. Er gilt weltweit als bedeutendster Pilz mit Heilkraft.

Glänzender Lackporling gegen Hepatitis B

Ganz erstaunliche Ergebnisse fand man, als man eine Studie mit 355 Patienten durchführte, die an Hepatitis B litten. Man verabreichte Ihnen die sogenannte Wulingdan-Pille, die aus dem Fruchtkörper des Glänzenden Lackporlings hergestellt wird. Tatsächlich reagierten 92,4 Prozent der Fälle positiv.

Auch eine internationale Arbeitsgruppe hat die Leberschutzwirkung von Reishi untersucht, leider nur an 52 Patienten. Nach zwölfwöchiger Behandlung mit einem Extrakt zeigte sich, dass die Infektion mit dem Hepatitis-B-Virus bei 13 der 52 Patienten deutlich reduziert wurde. Bei einer weiteren Studie an 90 Patienten, die 1800 mg Extrakt über sechs Monate erhielten, hatten 33 Prozent der behandelten Personen anschließend normale Leberwerte, bei 13 Prozent verschwand die Infektion ganz. Als Grund für die Schutzwirkung auf die Leber sind die über 100 verschiedenen sogenannten Triterpene des Reishi identifiziert worden. Sie regen die Aktivität von Enzymen (s. Anhang, *Lexikon*) an, die freie Radikale in der Leber beseitigen. Auch die Interferonproduktion wird durch den Pilz angeregt.

Register der Heilpilze, die bei verschiedenen Beschwerden helfen

Heilpilz	Hilft bei folgenden Beschwerden	Wissenswertes
Shiitake	– Hepatitis B – Grippe – vorbeugend gegen Herpes	Shiitake soll das Immunsystem stärken
Glänzender Lackporling (Reishi)	– Hepatitis B	—

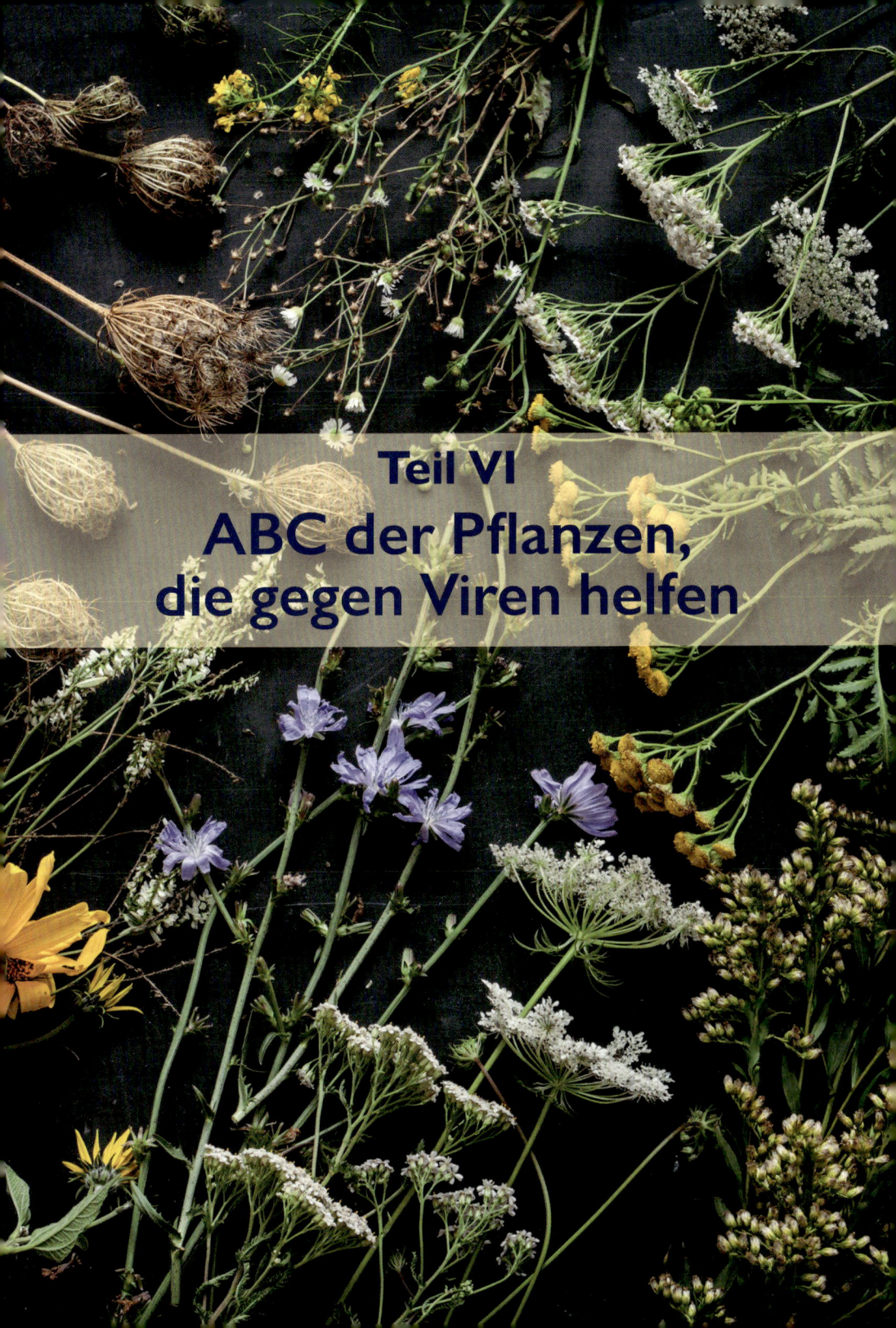

Teil VI

ABC der Pflanzen, die gegen Viren helfen

Es gibt viele Pflanzen, die Viruserkrankungen lindern, manchmal können sie sie sogar heilen. Viele Heilkundige arbeiten daran, die Plage Virus loszuwerden. Daher ist es ein ganzes Alphabet an Pflanzen, die dagegen helfen können und die Sie im Laufe des Buches kennengelernt haben. Können die Heilpflanzen gegen mehrere Virusarten eingesetzt werden, sind sie im Folgenden zusammenfassend dargestellt.

Aloe

Aloe vera

Unter Aloe (*Aloe vera*) versteht man den trockenen, eingedickten rohen Saft, der aus den abgeschnittenen fleischigen Blättern der Kaktuspflanze ausfließt und antibiotisch, aber auch gegen Viren und Pilze wirkt. Aloe enthält Saponine (sekundäre Pflanzenstoffe) und ist aufgrund seiner heilenden Wirkung auf Wunden bekannt. Dazu kommt ein entzündungshemmender, schmerzlindernder, hautpflegender und angenehm kühlender Effekt. Entsprechend setzt man Aloe bei der Hautpflege und -reinigung ein, kuriert Hautkrankheiten damit, Wunden sowie Verbrennungen heilen schneller und auch bei Insektenstichen helfen die Inhaltsstoffe. Man erhält sie als Gel, Spray, Creme, Konzentrat, Aloewasser und Frischzellenextrakt. Tatsächlich soll die Echte Aloe aufgrund ihrer natürlichen Heilwirkung ein gutes, praktisches und wirksames Mittel sein, um herpesbedingte Schmerzen zu lindern. Ihre Wirksamkeit bei Herpesbläschen wurde sogar wissenschaftlich untersucht. Man verwendet sie, indem man pures Aloe-vera-Gel auf die betroffenen Bereiche reibt. Damit soll man Juckreiz und Rötungen lindern können. Sogar auf die offenen Herpesbläschen soll man das Gel auftragen können; anschließend lässt man es trocknen. Dasselbe gilt für die Gürtelrose.

Da man die Kaktuspflanze auch als Zimmerpflanze halten kann, ist es möglich, das Gel direkt aus der Pflanze zu verwenden. In diesem Fall nimmt man ein frisches Blatt und schneidet es mit einem Messer in zwei Hälften. Eine der gallertartigen Hälften wird direkt auf den betroffenen Bereich aufgelegt oder man tupft den austretenden Saft auf die Bläschen.

Anisöl

Die Inhaltsstoffe der Anisfrüchte (*Atheroleum anisi*) fördern das Abhusten von Schleim, wirken leicht entkrampfend, stark antibakteriell und gegen einige Virenarten. So wurde in Studien eine Wirkung gegen das Herpes-simplex-Virus vom Typ 1 (HSV-1) und gegen Aciclovir-resistente Viren gezeigt. Man nimmt an, dass das Anisöl die Flimmertätigkeit des Gewebes der Atemwege fördert. Das Öl muss licht- und luftfrei aufbewahrt werden.

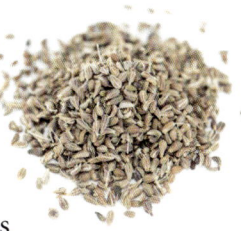

Anissamen

Die empfohlene Tagesdosis beträgt etwa 3 Gramm Anisfrüchte bzw. 0,3 Gramm entsprechend ca. 12 Tropfen isoliertes ätherisches Anisöl über den Tag verteilt in lauwarmem Wasser oder Tee.

Um Salben oder Öle zuzubereiten, verwendet man fünf bis zehn Prozent ätherisches Anisöl z. B. gelöst in Oliven- oder Erdnussöl. Bei Atemwegsinfekten reibt man es dreimal täglich auf die Brust ein. Wichtig ist, dass das Anisöl Arzneibuchqualität (s. Anhang, *Lexikon*) aufweist und nicht dem qualitativ geringeren ISO-Norm-Standard entspricht.

Teerezept: 1 gehäufter Teelöffel gequetschte Anisfrüchte mit 1 Tasse kochendem Wasser übergießen, 10–15 Minuten ziehen lassen, dann absieben und mehrmals täglich 1 Tasse trinken.

Fertigarzneimittel und Kombinationen sind nicht erhältlich.

Bei krampfartigem Husten empfiehlt sich eine Kombination aus Anis, Eibisch- und Primelwurzeln sowie Sonnentaukraut.

Vorsichtig muss man nur insofern sein, als gelegentlich Allergien gegen Anis und Anethol vorkommen. Insbesondere bei allergischem Asthma bronchiale ist Vorsicht geboten.

Eine Kombination aus Anis, Eibischwurzel, Isländischem Moos und Süßholzwurzel ist bei trockenem Reizhusten zu empfehlen. Anis, Lindenblüten und Thymiankraut bieten ebenfalls eine sinnvolle Kombination sowie Anisöl und Isländisches Moos.

Hat man einen Husten mit zähflüssigem Schleim, dann sind folgende Kombinationen sinnvoll:
– Anis, Efeublätter, Fenchel und Süßholzwurzel
– Anisöl, Primelwurzel und Thymiankraut
– Anis- und Fenchelöl, Süßholzwurzel sowie Thymiankraut.

Ein Rezept gegen Herpesbläschen ist leider nicht bekannt. Vorstellbar ist es, das Anisöl mithilfe eines Wattestäbchens auf die Bläschen zu tupfen.

Eibischwurzel und -blätter

Die Eibischwurzel (*Althaeae radix/-folium*) wird auch als Weißwurzel oder Weiße Malve bezeichnet. Man gräbt sie vor allem im Herbst aus

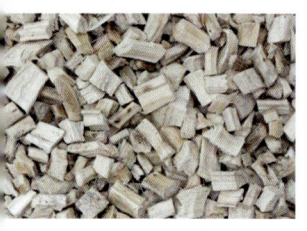

und trocknet sie bei 35 °C. Dann ist der gewünschte Schleimgehalt am höchsten.

Die Eibischwurzel hilft bei trockenem Husten und sogar bei Halsschmerzen. Sie wirkt reizlindernd, schützt die Schleimhaut, erhöht die Zellvitalität und steigert die Phagozytose (s. Anhang, *Lexikon*), sodass der Körper Viren leichter bekämpfen kann.

Eibischwurzel

Im Bereich von Rachen, Kehlkopf und Luftröhre befinden sich sehr empfindliche Hustenrezeptoren, die v. a. auf mechanische Reize bzw. kalten Luftzug reagieren. Der pflanzeneigene Schleim der Eibischwurzel bildet eine schützende Schicht, die die Reizeinwirkung von der Schleimhaut fernhält. Damit wird die Auslösung von Husten gehemmt. Auch die Schleimhautzellen werden positiv beeinflusst. In der Volksmedizin verwendet man Eibischwurzeln auch gegen Halsschmerzen.

Die empfohlene Tagesdosis beträgt 6 Gramm Wurzeln bzw. 5 Gramm Blätter. Nimmt man einen Eibischwurzelsirup ein, liegt die Einzeldosis bei 10 Gramm.

Gut geeignet, insbesondere für Kinder, ist der Eibischsirup. Er wird manchmal als „Schnecken-Sirup" bezeichnet. Da es auch einen Sirup gibt, der vor allem im Allgäu tatsächlich aus Nacktschnecken hergestellt wird, gilt Vorsicht beim Einkauf!

Teerezept: 1 Esslöffel Eibischblätter oder besser 1 Teelöffel Wurzeln (5 Gramm Eibischwurzeln pro Tasse, auch für Kinder geeignet) mit 1 Tasse *kaltem* Wasser ansetzen, ein bis zwei Stunden unter häufigem Rühren stehen lassen, absieben und schwach erwärmen. Mehrmals täglich eine Tasse langsam schluckweise trinken, damit die Schleimhäute gleichmäßig bedeckt werden, wie von einem Schutzfilm. Eibischwurzeln dürfen keinesfalls heiß angesetzt oder gar gekocht werden! Nach dem Absieben kann man den Auszug kurz auf 60 Grad erhitzen, um Bakterien abzutöten.

Gegen trockenen Reizhusten bietet sich eine Kombination aus Eibischwurzel, Fenchel, Isländischem Moos und Thymiankraut an. Auch eine Kombination aus Eibisch-, Primel- und Süßholzwurzel sowie Thymianöl wird empfohlen. Fertigpräparate sind in der Apotheke erhältlich.

Eine Kombination mit anderen pflanzlichen Schleimstoffpflanzen wie Spitzwegerichkraut oder schleimlösenden Kräutern wie Thymiankraut und Süßholzwurzel ist sinnvoll. Auch hier gibt es Fertigarzneimittel in der Apotheke.

Nebenwirkungen und Gegenanzeigen sind nicht bekannt. Die Aufnahme anderer, gleichzeitig eingenommener Medikamente, kann jedoch verzögert werden.

Diabetiker müssen auf den angegebenen Zuckergehalt des Eibischsirups achten.

Eichenrinde

Die Eichenrinde (*Quercus cortex*) wirkt virustatisch bei unspezifischen, akuten Durchfallerkrankungen. Nebenwirkungen und Gegenanzeigen sind keine bekannt. Wenden Sie die Heilpflanze an, informieren Sie bitte den Arzt, falls Sie noch andere Medikamente einnehmen, da manche Arzneistoffe verzögert oder gar nicht aufgenommen werden.

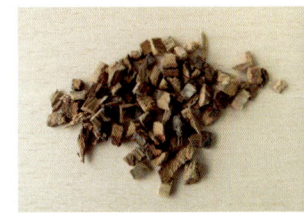

Eichenrinde

Üblicherweise beträgt die Tagesdosis 3 Gramm der Pflanze.

Da der Tee unangenehm schmeckt, sind Fertigarzneimittel als Tabletten oder Kapseln vorzuziehen. Es gibt verschiedene Zubereitungsmöglichkeiten:

Kaltwasserauszug: ½ Teelöffel geschnittene oder grob gepulverte Eichenrinde mit einer Tasse kaltem Wasser ansetzen, kurz aufkochen, fünf Minuten ziehen lassen und absieben. Diesen Auszug mehrmals täglich eine halbe Stunde vor den Mahlzeiten warm trinken.

Teezubereitung: 2–4 gehäufte Teelöffel der geschnittenen Heilpflanze mit ¼ Liter kaltem Wasser ansetzen, kurz aufkochen und absieben. Diesen Tee mehrmals täglich eine halbe Stunde vor den Mahlzeiten warm trinken.

Eichenrinde zeigt auch eine antivirale Aktivität gegen Influenza-Viren.

Eisenkraut

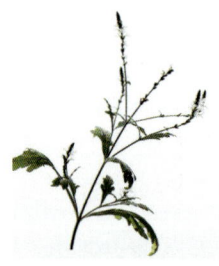

Eisenkraut

Der Name Eisenkraut (*Verbenae herba*) stammt aus der Verwendung als Wundmittel bei Verletzungen durch eiserne Waffen in der Antike. Man verwendet das ganze blühende Kraut. Es wirkt antiviral sowie antibakteriell, entzündungshemmend und immunstimulierend. Es soll gegen sehr viele Beschwerden helfen, sozusagen als Allheilmittel. Dazu gehören Erkrankungen und Beschwerden im Bereich der Mund- und Rachenschleimhaut wie Angina und Halsschmerzen sowie Erkrankungen der Atemwege wie Husten. Dann wirkt es generell bei Schmerzen, Erschöpfungszuständen und gegen Nasennebenhöhlenentzündung (Sinusitis). Diese Wirkungen sind aus der Erfahrungsheilkunde bekannt.

Es gibt Eisenkraut auch als Fertigarzneimittel, zum Beispiel als Dragees oder Tinktur.

Teerezept: 2 Teelöffel Eisenkraut in eine Tasse Wasser geben, fünf Minuten ziehen lassen, absieben und trinken.

Eukalyptusöl

Das Öl erleichtert das Abhusten von Schleim aus den oberen Atemwegen und entkrampft leicht. Dadurch kann es auch bei einer akuten Nasennebenhöhlenentzündung und Husten, der mit Schleimbildung verbunden ist, hilfreich sein. Es wirkt entzündungshemmend auf die entzündete Rachenschleimhaut und verstärkt die Aktivität des Flim-merepithels der Lunge, wodurch das Abhusten von Schleim erleichtert wird. Das ätherische Öl wird ins Blut aufgenommen und dann wieder über die Lunge und die Nieren ausgeschieden. Durch das Abatmen über die Lunge gelangt das Öl genau dorthin, wo es wirken soll.

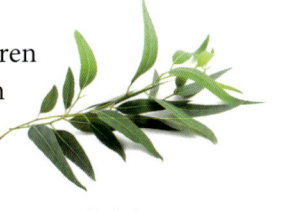

Eukalyptus

Eukalyptusöl ist nur für Erwachsene und ältere Kinder geeignet!

Anwendung

Zum Eincremen verwendet man am besten eine 5- bis 20-prozentige ölige (z. B. 20 ml Eukalyptusöl in 100 ml Olivenöl lösen) und halbfeste (Salbengrundlage) Zubereitung. Für Salben oder Cremes sollte der Gehalt an Eukalyptusöl bei 5–10 Prozent liegen. Vom ätherischen Eukalyptusöl kann man einige Tropfen auch direkt einreiben. Wäss-rig-alkoholische Lösungen sollten ebenfalls eine Konzentration von 5 bis 10 Prozent aufweisen.

Zum Inhalieren nimmt man wenige Tropfen reines Eukalyptusöl oder nutzt es vor allem bei Schnupfen zur Raumbedampfung. Auch Salben oder Badezusätze kann man zum Inhalieren verwenden, da dann das ätherische Öl langsam und länger in die Dampfphase übergeht.

Es gibt mehrere Fertigarzneimittel damit. Auch eine Kombination mit anderen ätherischen Ölen wie Fichtennadel-, Kiefernnadel- und

Rosmarinöl ist sinnvoll und man erhält sie allesamt fertig in der Apotheke.

Für ein Erkältungsbad kann man Eukalyptusöl ebenfalls verwenden, indem man pro Vollbad 5–10 Tropfen ätherisches Eukalyptusöl in Milch oder Sahne löst und die entstehende Emulsion dem Badewasser zusetzt.

Grapefruitkernextrakt (GKE)

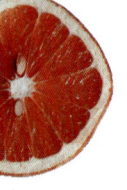

Grapefruitkerne

Die Grapefruit (*Citrus paradisi*) ist eine Zitrusart aus der Pflanzenfamilie der Rautengewächse. Der Name stammt vermutlich von den englischen Begriffen *grape* für Traube und *fruit* für Frucht. Man vermutet, dass sich dies auf die traubenartigen Büschel bezieht, in denen die Grapefruits in den Bäumen hängen. Es dauert etwa vier bis sieben Jahre, bis ein Baum Früchte trägt, dann aber sehr viele: 500–700 Grapefruits, d. h. etwa 300 kg Früchte pro Saison. Die Grapefruitkerne sind als Mittel zur Vorbeugung gegen Infekte der oberen Atemwege noch relativ unbekannt. Extrakte aus Grapefruitkernen und -schalen haben unter anderen antibakterielle und virustatische (s. Anhang, *Lexikon*) Eigenschaften. Der Extrakt aus den Kernen und Schalen enthält – neben Vitamin C – insbesondere die wertvollen sekundären Pflanzenstoffe (s. Anhang, *Lexikon*), die zu seiner antimikrobiellen (gegen Mikroben wie Viren) Wirkung führen.

Wichtig ist, dass der Grapefruitkernextrakt frei von Alkohol und Konservierungsmitteln ist. Auch Pestizidrückstände sollte man in ihm nicht finden. Am besten ist es, ein Präparat in der Apotheke in zertifizierter Bioqualität zu kaufen, welches in Deutschland hergestellt wird mit Biofrüchten, die vorwiegend aus Südeuropa stammen. Auch manche Reformhäuser und Naturkostläden führen es. Dann kann man sicher sein, dass keine Verunreinigungen oder Pestizidrückstände enthalten sind.

Hergestellt wird GKE mit pflanzlichem Glycerin als Extraktionsmittel und man erhält die Kerne als Flüssigextrakt oder in Tablettenform. Ein hochwertiger GKE sollte auf den Anteil bioaktiver Stoffe, wie Bioflavonoide und Vitamin C, standardisiert sein. Damit ist sichergestellt, dass jede Flasche oder Tablette eine bestimmte Menge Wirkstoffe enthält.

Grapefruitkernextrakt wirkt immunmodulierend (s. Anhang, *Lexikon*), stärkt das Immunsystem gegenüber dem Influenza-Virus und auch bei Erkältungen. 15 Tropfen GKE 3-mal täglich (oder alternativ 3 Tabletten/Tag) über 4–6 Wochen eingenommen, können Grippeviren vertreiben. Man kann damit sogar Schnupfen (auch chronischen) und grippalen Infekten vorbeugen. (Reise-)Durchfall soll man ebenfalls damit verhindern bzw. gut behandeln können.

Der Heilpraktiker Peter Schwarz bemerkte, dass sich bei vielen seiner Patienten, die an immer wiederkehrenden grippalen Infekten litten, die Anzahl der Infekte drastisch reduzieren ließ. Zudem stellte er fest, dass jene Patienten, die sich keiner Grippeimpfung unterziehen wollten, mit GKE beschwerdefrei durch den Winter kamen. Mithilfe des Grapefruitkernextraktes ist ein natürlicher Schutz gegen Grippe- und Erkältungserreger möglich. Auch vorhandene Erkältungs- und Grippebeschwerden kann es lindern. Außerdem erreicht es unterschiedliche Erkrankungsstadien der Nasennebenhöhlenentzündung.

Grüner Tee

Grüner Tee (*Theae viridis folium*) enthält relativ große Mengen an Gerbstoffen, vor allem die fast unaussprechliche Substanz Epigallocatechingallat (EGCG) und verwandte Verbindungen, die antibakteriell, entzündungshemmend, reizmildernd und antiviral wirken. Nicht nur deshalb ist Grüner Tee ausgesprochen gesund. Ein weiterer Vorteil ist, dass man ihn nahezu überall kaufen kann. Der Tee soll sogar Grippe verhindern können. Die Studie an Menschen ist zwar nicht ganz eindeutig, aber dennoch richtungsweisend. Versucht man mit Grünem Tee einer Grippe vorzubeugen, kann man eigentlich nichts falsch machen, denn Grüner Tee ist auf alle Fälle gesund!

GruenerTee

Außerdem hilft er bei Durchfall. Gibt man Vitamin C zum Tee, z. B. in Form von Zitronensaft, so verhindert dies ein schnelles

Oxidieren (das heißt: Sauerstoffanlagerung) der wertvollen Inhalts-stoffe, zu erkennen an der Braunfärbung. Gleichzeitig wird damit die Aufnahme der Wirkstoffe ins Blut gefördert. Milch sollte man nicht zugeben, da das enthaltene Eiweiß die Aufnahme der hilfreichen Substanzen verhindert.

Teerezept: 1 Teelöffel zerkleinerte Teeblätter mit 150 ml Wasser aufgießen und etwa 10 Minuten auf kleiner Flamme köcheln lassen. Absieben und ungesüßt mehrmals täglich 1 Tasse trinken. Im Akutstadium sollte man alle 2–3 Stunden 1 Tasse trinken.

Mit EGCG kann der Grüne Tee offensichtlich das Eindringen des Hepatitis-Virus in die Leberzelle hemmen, indem es verhindert, dass das Virus sich an die Zelle anhaftet. Außerdem verhindert die Substanz zuverlässig die Viren-Übertragung von Zelle zu Zelle. Andere Wirkstoffe des Grünen Tees können dies nicht. Der kostengünstige Grüne Tee wird Hepatitis-C-Patienten als effizienter Weg zur Vorbeugung von Hepatitis-C-Infektionen empfohlen, insbesondere bei einer Lebertransplantation chronisch infizierter Patienten.

Grüner Tee wirkt auch gegen verschiedene Warzenarten, z. B. bei Feigwarzen. Klinisch nachgewiesen ist die Wirksamkeit eines patentierten Grünteeextrakts bei Warzen des Genital- und Analbereichs, speziell den Papillomviren vom HPV-Typ 6 und vom Typ 11.

Grüne Teeblätter gegen Warzen gibt es nur in Form eines Fertigarzneimittels, das der Arzt verschreiben kann. Man trägt es dreimal täglich dünn auf die Warze auf. Eine Kombination mit anderen Heilpflanzen gibt es nicht.

Es wurden auch Studien über die Wirksamkeit und Verträglichkeit von Präparaten aus Grünen Teeblättern gegen Warzen im Genital- und Analbereich durchgeführt. Auch die Anzahl der Patienten war mit 986 Personen hoch. Die Versuchsteilnehmer verwendeten das Grünteeextrakt 16 Wochen lang bzw. bis zur vollständigen Abheilung. Dafür trugen die Probanden dreimal täglich entweder die 10- oder 15-prozentige Salbe oder ein Placebo auf die Warzen auf. Bei mehr als der Hälfte der Patienten erfolgte eine vollständige Abheilung der

Warzen. Bei 7 Prozent derjenigen, die die 10-prozentige Salbe verwendet hatten, traten die Warzen nach einer vierteljährlichen Behandlungspause wieder auf, dagegen nur bei 2,4 Prozent derjenigen, die die 15-prozentige Salbe verwendet hatten. Die Verträglichkeit war gut. Nebenwirkungen waren vor allem örtliche Hautreizungen, die im Laufe der Behandlung abklangen.

Holunderblüten und -beeren

Holunderblüten (*Sambuci flos*) wirken schweißtreibend, steigern die Schleimbildung auf den Bronchien und wirken so auswurffördernd. Letzteres unterstützt die Infektabwehr. Auch immunstimulierende und entzündungshemmende Wirkungen der Holunderblüten sind nachgewiesen. Holunderbeeren wirken anregend auf das Immunsystem und weisen eine Wirkung gegen Grippeviren auf.

Holunder

Der Teeaufguss der Holunderblüten wird als schweißtreibendes Mittel bei allen Erkältungskrankheiten empfohlen. Die empfohlene Tagesmenge beträgt 10–15 Gramm der Blüten.

Teezubereitung mit Blüten: 2 Teelöffel Holunderblüten mit 1 Tasse kochendem Wasser übergießen, ca. 15 Minuten ziehen lassen, absieben. Davon mehrmals täglich 1 Tasse heiß trinken.

Teezubereitung mit Beeren: 10 Gramm Beeren mit kaltem Wasser ansetzen, mehrere Minuten stehen lassen, dann langsam zum Sieden erhitzen, kurz aufkochen, 5–10 Minuten stehen lassen und absieben. Davon mehrmals täglich 1 Tasse trinken.

Kombinationsmöglichkeiten: Eine Kombination mit anderen schweißtreibenden Heilkräutern wie Lindenblüten ist sinnvoll und man findet Holunderblüten in einigen Fertigteemischungen gegen Erkältungen. Sie werden auch zur Geschmackskorrektur mit milder Schleimwirkung in zahlreichen Teemischungen (sogenannte Blutreinigungstees) angeboten.

In Erkältungszeiten wird Kindern auch eine sogenannte „Holundersuppe" gekocht. Sie wird mit Holunderbeeren oder -saft, geriebenen Äpfeln und Grießklößchen zubereitet. Heißer Holunderbeerensaft hilft ebenfalls gegen Erkältungen und auch gegen Kopfschmerzen.

Man kann Holunderblüten auch selbst sammeln. Von Holundersaft und Holundergelee ist der vorgestellte Effekt nicht zu erwarten. Auch bei Nahrungsergänzungen ist der Gehalt an Holunder-Auszügen für eine Wirkung oft nicht ausreichend.

> *Vorsicht:* Größere Mengen der rohen oder ungenügend erhitzten Holunderbeeren führen bei Erwachsenen und schon kleinere Mengen bei Kindern zu Übelkeit und Erbrechen.

Besonders bewährt haben sich Teemischungen der Blüten mit Lindenblüten, die im Verhältnis 1:1 gemischt werden. Auch Kombinationen mit anderen erkältungswirksamen Pflanzen wie Thymian sind zu empfehlen.

Kamillenblüten

Kamillenblüten

Die bekannten Kamillenblüten (*Matricariae flos*), von denen bislang mindestens 47 Inhaltsstoffe identifiziert wurden, enthalten auch antivirale Wirkstoffe. So hat man im Experiment nachgewiesen, dass diese sogar bei Aciclovir-resistenten HSV-1-Viren (Herpes-simplex-Virus Typ 1) wirken.

Angewendet werden sie äußerlich bei Haut- und Schleimhautentzündungen, bei entzündlichen Erkrankungen und Reizzuständen der Luftwege in Form von Inhalationen. Nebenwirkungen sind nicht bekannt, sieht man von sehr selten auftretenden Allergien ab.

Gegen Erkältungen kennt man Kamillenblüten als Tee oder Tinktur, Salbe, Dampfbad und Sitzbäder. Außerdem ist Kamille in vielen Fertigarzneimitteln enthalten. Die Blüten können als Tee oder Extrakt Bakterien reduzieren oder Schnupfen lindern.

Man verwendet die voll aufgeblühten hohlen Blütenköpfchen mit den gelben und weißen Blüten. Die üblichen Kamillentees in Supermärkten reichen in der Regel nicht für eine Wirkung, das heißt man benötigt Arzneibuchqualität (s. Anhang, *Lexikon*). Besonders gut wirkt das ätherische Öl, sofern es diese Qualität aufweist. Es muss sich auch um die sogenannte „Deutsche Kamille" handeln, auf diese Bezeichnung sollte man auch wirklich achten.

In lauwarmem Wasser gelöste Kamillentropfen sind gut zur Mundspülung bei Entzündungen der Mund- und Rachenhöhle. Man kann die Tropfen auch zur Inhalation bei einfachen Erkältungskrankheiten bzw. bei Erkrankungen der Atemwege (Rachen- oder Kehlkopfentzündung) verwenden.

Die empfohlene Tagesmenge beträgt etwa 3 Gramm.

Teerezept bei Erkältungen: 1 gehäufter Esslöffel Kamillenblüten wird mit ca. 150 ml heißem Wasser übergossen, dann zugedeckt 5–10 Minuten ziehen lassen und anschließend abfiltern. Mit diesem frisch zubereiteten Tee gurgelt man mehrmals täglich. Außer den Kamillenblüten kann man auch alkoholisch-wässrige Auszüge bzw. Konzentrate verwenden, die eine stärkere Heilwirkung haben.

Inhalieren und Nasenspülungen

Man kann zwar mit Kamillenblütentee inhalieren, für eine effektive Therapie reicht das jedoch in der Regel nicht aus. Deshalb sollte man den Tee mit 1 Esslöffel eines alkoholisch-wässrigen Fertigarzneimittels verstärken.

Sehr gut ist auch ätherisches Kamillenöl aus standardisierten Kamillenblüten-Fertigarzneimitteln. Auch eine Kombination mit anderen entzündungshemmenden und antibakteriell wirkenden ätherischen Ölen wie Minz-, Pfefferminz- und Thymianöl ist sinnvoll. Fertigkombinationen damit gibt es leider nicht.

Kapuzinerkressenkraut

Kapuzinerkressenkraut hemmt das Wachstum von Bakterien und Viren, tötet Mikropilze ab und wirkt durchblutungsfördernd.

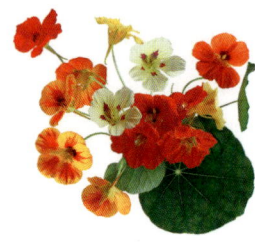

Kapuzinerkressenkraut

Die empfohlene Tagesdosis beträgt dreimal täglich 14,4 mg Benzylsenföl, dem Hauptwirkstoff. Es gibt eine Tinktur damit, die 1:10 mit Alkohol angefertigt wird (50 Volumenprozent). Davon werden 3- bis 5-mal täglich 30–50 g empfohlen. Ein Präparat, das nur Kapuzinerkressenkraut enthält, gibt es nicht. Aber eine hervorragende Kombination mit Meerrettichwurzel unter dem Firmennamen Angocin®. Die beiden Heilkräuter verstärken sich gegenseitig in ihrer Wirkung. Davon sollte man, je nach Schweregrad des Infekts, 3- bis 5-mal täglich 4 Filmtabletten unzerkaut mit etwas Flüssigkeit nach den Mahlzeiten einnehmen. Kinder von 4 bis 8 Jahren sollten nur 2- bis 3-mal täglich 2 Filmtabletten erhalten.

Die Kombination aus Kapuzinerkressenkraut und Meerrettichwurzel wirkt besonders effektiv gegen mehr als 13 verschiedene Bakterienarten. Daher eignet sich das oben genannte Präparat besonders für die Therapie von Harnwegsinfekten und auch des Atemtraktes, wenn ein Bakterienbefall vorliegt. Aber auch die antivirale Wirkung konnte in zahlreichen Studien nachgewiesen werden. Eine Untersuchung wurde auch mit Kindern durchgeführt und sie zeigte, dass das Präparat bei ihnen ebenfalls wirkt. Auch die Verträglichkeit war gut.

Dagegen sollte Kapuzinerkressenkraut selbst nicht bei Säuglingen und Kleinkindern angewendet werden. Ebenso ist es bei Magen- und Darmgeschwüren sowie bei Nierenerkrankungen kontraindiziert. Da es Menschen mit empfindlichem Magen gibt, sollte man das Kraut und das Präparat besser nicht nüchtern einnehmen. Auf der Haut wirkt Kapuzinerkressenkraut als Kontaktallergen. Wechselwirkungen mit anderen Substanzen kennt man dagegen nicht.

Melissenblätter

Die Melisse (*Melissae folium*) gehört zu den Lippenblütlern. Die Begriffe Garten- und Zitronenmelisse sowie Melisse werden gleichbedeutend verwendet.

Melisse

Die Inhaltsstoffe der Melissenblätter wirken nachweislich gegen Herpes-simplex-Viren. Dies wurde auch mit Studien am Menschen untermauert. Die Blätter enthalten unter anderen Flavonoide (ein sogenannter sekundärer Pflanzenstoff, s. Anhang, *Lexikon*), Kaffee- und Rosmarinsäure sowie Tannine. Diese Wirkstoffe sollen für die antivirale Wirksamkeit zumindest mitverantwortlich sein. Die Auszüge der Melissenblätter enthalten in ihrer Pflanzengruppe den höchsten Rosmarinsäuregehalt. Man weiß, dass die Inhaltsstoffe der Melissenblätter verhindern, dass Viren sich vermehren. Die antivirale Wirkung beruht vermutlich darauf, dass sogenannte Phenolcarbonsäuren, zu denen die Rosmarinsäure gehört, bzw. die speziellen Gerbstoffe der Melisse an das Viruseiweiß und an die Eiweiße der Zellmembran binden und dadurch die Virenaufnahme in die Zelle verhindern. Sogar bei Viren, die gegen das Medikament Aciclovir resistent sind, helfen die Inhaltsstoffe der Melissenblätter.

Nebenwirkungen und Wechselwirkungen sind keine bekannt.

Von den Melissenblättern gibt es nur fertige Auszüge, die mit Rosmarinsäure standardisiert wurden und für die die wirksame Konzentration garantiert ist. Ein Melissentee ist nicht ausreichend. Das Konzentrat aus Melissenblättern wurde an 115 Patienten getestet, die immer wiederkehrende Herpesbläschen aufwiesen. Mit dem Präparat kam es zu einer Abheilung am vierten bis achten Behandlungstag in 60–96 Prozent der Fälle. Je früher man mit der Therapie beginnt, desto besser wirkt es. Wurde das Präparat innerhalb von acht Stunden nach Auftreten der ersten Symptome angewendet, zeigte es sogar eine vergleichbare Wirkung wie das konventionelle Präparat Aciclovir. Alle Studien ergaben, dass mit dem Melissenblätterextrakt eine deutlich verkürzte Abheilungszeit des Herpesbefalls und eine deutlich verlängerte Zeit bis zu einem erneuten Rückfall erreicht wird. Es ist insbesondere auch für Kinder geeignet. Sogar bei Windpocken soll die Melisse helfen.

Die Melissencreme mit einprozentigem Trockenextrakt hilft also nachweislich, Herpes-Ausschlag, kleine Wunden, Bläschen an den Lippen und Genitalherpes zu bekämpfen. Die Creme wirkte auch bereits am zweiten Anwendungstag, also dann, wenn die Herpes-Symptome am schmerzhaftesten sind. Auch der Umfang der Wunden wurde reduziert.

An einer deutschen Studie nahmen 116 Personen mit Genital- und Lippenherpes teil. Sie trugen die Creme zwei- bis viermal täglich über 10 Tage entweder als Melissencreme oder Placebo auf. Jene Probanden, die das Melissenpräparat anwandten, hatten im Vergleich zur Placebo-Gruppe eine deutlich höhere Genesungsrate. Und dies alles ohne Nebenwirkungen!

Da Melisse antiviral wirkt, hilft sie auch bei Erkältungen, Grippe, Fieber, Husten und Bronchitis als Tee.

Pfefferminzöl

Pfefferminzöl ist nur für Erwachsene und ältere Kinder geeignet! Bei Säuglingen und Kleinkindern kann es zu Krämpfen bis hin zum Ersticken kommen, insbesondere wenn das Öl direkt oder unmittelbar unter der Nase aufgetragen wird! Dagegen ist eine Raumverdampfung von 5 bis 10 Tropfen Pfefferminzöl im Kinderzimmer möglich; der Verdampfer sollte allerdings außer Reichweite und möglichst weit entfernt vom Kinderbett aufgestellt werden.

Pfefferminzöl tötet Bakterien, Viren und Mikropilze, kühlt, wirkt schleimlösend, durchblutungsfördernd und entkrampfend. Atmet man das ätherische Öl ein, hilft es gegen Kopfschmerzen.

Der vorwiegende Inhaltsstoff des Pfefferminzöls – das Menthol – wird sehr oft für Hustenbonbons zur Hustenreizlinderung verwendet. Das Öl wird auch in Kapselform erfolgreich gegen Erkältungen eingesetzt. Durch das Abatmen des

Pfefferminze

Öls durch die Lunge gelangt die antivirale und krampflösende Wirkung direkt in das richtige Organ. Es unterstützt die Schleimlösung. Man setzt reines Pfefferminzöl oder Verdünnungen mit Alkohol bzw. alkoholische Menthollösungen auch zum Einreiben oder als Spray bei Kopfschmerzen ein. Ebenso ist seine Wirkung gegen Schnupfen und Husten bekannt. Auch als Nasenspray ist es gut verwendbar, damit man leichter durchatmen kann.

Um Rückstände von Schädlingsbekämpfungsmitteln zu umgehen, sollte man nur reine Arzneibuchqualität kaufen.

Die empfohlene Tagesdosis beträgt 3–6 Gramm Pfefferminzblätter, 5–15 Gramm Tinktur oder vom Öl 6–12 Tropfen.

Man verwendet 5- bis 25-prozentiges Öl und reibt einige Tropfen davon in die Brust und den Rücken ein. Bei einer wässrig-alkoholischen Lösung sollten es 5–10 Prozent sein. Will man inhalieren, so gibt man 3–4 Tropfen in heißes Wasser und atmet die Dämpfe ein.

Bei Gallenleiden und -beschwerden sowie Leberschäden sollte man Pfefferminzöl nicht verwenden.

Es gibt auch ein Fertigarzneimittel damit (Wildkräuteröl® special N). Dieses enthält natürliche ätherische Öle, welche keimreduzierend, sekretionsfördernd und zum Teil auch krampflösend wirken (u. a. Anis, Eukalyptus, Fenchel, Kiefernadel, Kümmel, Latschenkiefer, Lavendel, Nelken, Rosmarin, Salbei, Thymian und Wacholderbeere).

Primelwurzel und -blüte

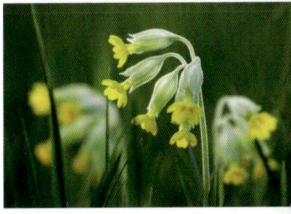

Primel

Von der Schlüsselblume oder Primel (*Primulae radix* u. *flos*, auch *Primula veris L.* oder *officinalis L.*) verwendet man die Wurzel, den Wurzelstock sowie die Blüten mit den grünen Kelchblättern.

Die Inhaltsstoffe der Primelwurzel verflüssigen den zähen Schleim in den Bronchien und verstärken seinen Abtransport, bzw. sie erleichtern das Abhusten von Schleim. Sie wirken gegen verschiedene Viren, sogar gegen Grippeviren.

Die empfohlene Tagesdosis beträgt 0,5–1,5 Gramm. Nutzt man eine Tinktur, lautet die täglich empfohlene Menge 1,5–3 Gramm. Man wendet die Primelwurzel in Form eines Teeaufgusses aus den Wurzeln oder Blüten an. Eine Abkochung der Wurzeln als Tinktur und der wässrige Trockenextrakt sind bei Husten und Bronchitis ebenfalls zu empfehlen.

Teerezept: ½ Teelöffel fein geschnittene oder grob gepulverte Wurzel (0,5–1,5 g) oder 1 gehäufter Teelöffel Blüten (1,3 g) mit 250 ml kochendem Wasser übergießen, 5–10 Minuten ziehen lassen und absieben. Bis zu 3 Tassen täglich sind ohne Neben-wirkungen verträglich (Nierenreizungen).

Ein Fertigarzneimittel mit Primelwurzel als alleinigem Bestandteil gibt es nicht. Kombinationen mit Eibischwurzel, Anisöl, Sonnentaukraut, Süßholzwurzel und Thymiankraut sind sinnvoll und davon gibt es auch Fertigpräparate. Bei Husten mit zähflüssigem Schleim hilft auch eine Mischung aus Primelwurzel und Thymiankraut.

Aufpassen muss man nur bei einer Allergie gegen Primeln. Verein-zelt wurden Magenbeschwerden und/oder Übelkeit beobachtet. Wechselwirkungen mit anderen Wirkstoffen kennt man nicht.

Für Kinder nutzt man eher Schlüsselblumenblüten als deren Wur-zeln aufgrund des besseren Geschmacks und der geringeren Reizwir-kung auf den Magen. Da die Schlüsselblumenblüten schwächer wirken als die Wurzeln, sind sie auch nur für Kinder sinnvoll.

Es ist wichtig für die Zubereitung aus Blüten auch deren Kelchblät-ter zu verwenden, da die wirksamkeitsmitbestimmenden Substanzen sich hauptsächlich dort finden.

Beim Sammeln sind Grenzen gesetzt, da aus Naturschutzgründen nur ein Handstrauß Schlüsselblumen erlaubt ist. Eine starke Wirkung ist von den wild gesammelten Schlüsselblumenblüten nicht zu erwar-ten.

Propolis – das Kittharz der Honigbiene

Es gibt nicht nur Pflanzen mit antiviraler Wirkung, Propolis ist zum Beispiel ein Gemeinschaftsprodukt aus der Tier- und Pflanzenwelt: Bienen (*Apis mellifera*) sammeln Baumharz diverser Blattknospen und Rinden verschiedener Baumarten, um sich auf die Überwinterung vorzubereiten. Das Baumharz wird mit den Verdauungssekreten der Bienen vermischt und ergibt schließlich Propolis. Die Bienen kleiden ihren Stock mit Propolis aus, um ihn damit vor Krankheitserregern wie Viren zu schützen. Die Sekrete der Insekten enthalten Enzyme (s. Anhang, *Lexikon*), die medizinisch wirksame Substanzen aus dem pflanzlichen Harz heraus-

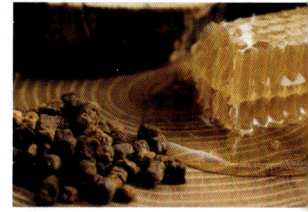

Propolis

lösen können, die gegen Bakterien (auch vorbeugend), Viren und Pilze helfen. Es stärkt auch die immunologische Körperabwehr, wobei sehr selten allergische Reaktionen auftreten. Außerdem aktiviert es die Thymusdrüse, ein wichtiges Organ im menschlichen Immunsystem.

Propolis enthält zahlreiche Vitamine, Mineralstoffe, Flavonoide, Zimt-, Ferula- und Gerbsäuren. Es wirkt schmerzlindernd, antiallergisch, antientzündlich und entkrampfend. Es hilft bei Erkrankungen im Hals-, Nasen- und Ohren-Bereich wie Entzündungen der Mund- und Rachenschleimhaut, chronischem und akutem Schnupfen, Nebenhöhlenentzündungen sowie Mandel- und Ohrenentzündungen. Auch bei Erkrankungen der Atemwege wie Husten, Bronchitis, Bronchialasthma bis hin zu Heuschnupfen zeigt es Wirkung. Schließlich hilft es auch bei Herpes simplex als fertige Salbe.

Propolis enthält ein breites Wirkspektrum von mehr als 150 verschiedenen Stoffen. Der dänische Bienenforscher Karl Lund Aagaard stellte das Naturheilmittel in den Mittelpunkt seiner Forschung. Ihm ist es zu verdanken, dass man Propolis standardisieren konnte.

Das Wissen um Propolis ist nicht neu, im Gegenteil – es ist eines der ältesten Wirkstoffe der Welt. Hier ist es wichtig, auf gute Qualität und schonende Herstellungsverfahren zu achten, um die ganze Bandbreite an Inhaltsstoffen im Propolis zu erhalten – ohne den Einsatz von Chemie.

Propolis ist erhältlich in Kapseln, Hals- und Husten-Pastillen, als Nasenöl und Mundspray. Auch Mund- und Lippengel, Zahncreme, Mundwasser, hochkonzentrierte Propolis-Salbe und Trinkampullen werden fertig angeboten. Auf diese Weise erhält man für jedes Viren-problem das passende Präparat. Für homöopathisch interessierte Pro-polisanhänger gibt es eine alkoholisch-wässrige Urtinktur in Tropfen-form (Propolisept®) in der Apotheke.

Wichtig ist generell ein Gehalt von mindesten 5 Prozent Gesamt-flavonoiden und mindestens 6 Prozent phenylsubstituierte Gesamt-carbonsäuren (Apotheken, Reformhäuser).

Vorsichtig sein müssen nur diejenigen, die allergisch gegen Propo-lis (vielleicht auch gegen Bienenstiche) sind. Auch Kreuzallergien mit Korbblütlern sind möglich.

Empfohlen werden bei akuten Beschwerden bis zu 5-mal täglich 20–30 Tropfen der alkoholischen Propolistinktur, bei chronischen Leiden bis zu 3-mal täglich 10 Tropfen. Als Mundspülung werden etwa 10–15 Tropfen der Propolistinktur auf 1 Glas Wasser angeraten. Bei Erkrankungen des Atemtraktes werden 1–2 Gramm Propolis bis zu 3-mal täglich gekaut. Reines Propolis erhalten Sie auch beim Imker.

Salbeiblätter

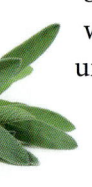

Salbeiblätter (*Salviae folium*) und ihr ätherisches Öl wirken antibakteriell, schleimfördernd, antientzündlich und verhindern die Vermehrung von Viren. Dement-sprechend helfen sie bei Erkältungen und auch bei Herpes simplex setzt man sie erfolgreich als Rhabar-ber-Salbeicreme ein.

Salbei

Reines ätherisches Salbeiöl und alkoholische Sal-beiextrakte sollte man vorsichtshalber nicht während der Schwangerschaft und Stillzeit einnehmen.

Die empfohlene Tagesdosis beträgt 4–6 Gramm Blätter oder 0,1–0,3 Gramm ätherisches Öl. Nutzt man eine Tinktur, so liegen die Tagesmengen bei 2,5–7,5 Gramm, bei einem Flüssigextrakt bei 1,5–3 Gramm.

Alkoholisch-wässrige Auszüge sind am effektivsten, da sie alle wirksamkeitsmitbestimmenden Inhaltsstoffe enthalten. Vorsichtshalber sollte man Salbeiblätter nicht länger als 4 Wochen anwenden, wobei der Dalmatinische Salbei (*S. officinalis*) am bedenklichsten ist, während Zubereitungen aus Griechischem Salbei (*S. fruticosa, S. triloba*) unproblematisch sind.

Teerezept: 1 Teelöffel Salbei mit 1 Tasse kochendem Wasser überbrühen, anschließend abdecken und 10 Minuten ziehen lassen, dann absieben. Am besten mit Honig süßen.

Aufguss zum Gurgeln: 2,5 g Salbeiblätter oder 2–3 Tropfen ätherisches Öl auf 100 ml (150 ml bei Kindern) Wasser geben oder 5 g alkoholischen Auszug auf 1 Glas Wasser und mehrmals täglich gurgeln. Dafür gibt es Fertigarzneimittel, auch für Kinder.

Kombinationen mit anderen antibakteriell wirksamen Ätherisch-Öl-Kräutern wie Thymian bzw. Thymol und Echinacea sind sinnvoll und davon gibt es auch Fertigpräparate.

Salbeiblätter haben den Vorteil, vorbeugend zu wirken, wenn die Stimme großen Strapazen ausgesetzt wird, etwa bei Sängern oder Rednern. Es gibt auch ein natürliches Halsschmerzspray (s. S. 62).

Nebenwirkungen: Bei länger dauernder Einnahme von alkoholischen Auszügen sowie des reinen ätherischen Öls und bei sehr hohen Dosen sind Krämpfe möglich. Bei Teeaufgüssen und Frischpflanzenextrakten ist diese Nebenwirkung nicht zu befürchten, da die entsprechenden Wirkstoffe nicht wasserlöslich sind.

Salbeiblätter gegen Herpes

Salbeiblätter werden auch erfolgreich gegen Herpes simplex als wässriger Salbeiblättertrockenextrakt in Cremegrundlage (23 mg/g – wichtig für den Einkauf in Apotheken oder Drogerien!) verwendet. Davon gibt es auch Salbei-Creme als Fertigarzneimittel. Diese Creme trägt man alle 4 Stunden dünn auf. Dabei ist es wichtig, möglichst früh mit der Anwendung zu beginnen, und je nach Präparat und Packungsbeilage sollte man bis maximal 10 Tage nach der Abheilung der Symptome damit fortfahren.

Eine Rhabarber-Salbeicreme im Verhältnis 1:1 wurde hinsichtlich Lippenherpes gegen eine reine Salbei-Creme und das Standardmedikament Aciclovir getestet. Die Abheilungszeit betrug ca. 7–8 Tage. Dabei stellte sich heraus, dass das Kombinationspräparat mit Rhabarber eine vergleichbare Wirkung hat wie das konventionelle Standardpräparat.

Sonnenhut

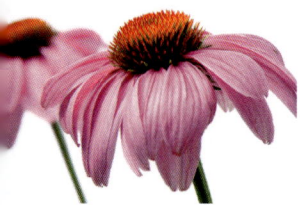

Sonnenhut

Der Sonnenhut (*Echinacea*) ist eine Medizinpflanze, die antiviral wirkt. Auch eine Steigerung der Abwehrkräfte ist bekannt. In Tierversuchen konnten sogar Resistenzen gegen Grippe bewirkt werden.

Vom Roten Sonnenhut (*Echinacea purpurea L.*) verwendet man das blühende Kraut, also die oberirdischen Teile. Von den anderen Arten (*Echinacea angustifolia* und *pallida*) nutzt man die Wurzeln. Die Sonnenhutarten haben einen günstigen Einfluss auf das unspezifische Immunsystem. Man setzt die Pflanzen daher unterstützend bei wiederkehrenden Infekten ein, besonders die der Atemwege. Dazu verwendet man Frischpflanzenpresssäfte, die zur Vorbeugung gegen Grippe und Erkältungskrankheiten hilfreich sind.

Man sollte sofort bei den ersten Anzeichen eines grippalen Infekts mit hoher Anfangsdosierung (d. h. für Erwachsene ca. 80 Tropfen auf die Zunge) beginnen. Da Echinacea zu den Immunmodulatoren (s. Anhang, *Lexikon*) gehört, sollte die Vorbeugung nur in Intervallen erfolgen. Das heißt: 2 Wochen lang 3-mal täglich 20 Tropfen, dann 2–3 Wochen pausieren.

Kinder unter 12 Jahren sollten sie nur aufgrund eines ärztlichen Rats erhalten. In seltenen Fällen kann es zu Überempfindlichkeitsreaktionen kommen. Das heißt, man muss aufpassen, ob plötzlich ein Hautausschlag, Juckreiz oder eine Gesichtsschwellung auftritt. Bei Atemnot, Schwindel oder Blutdruckabfall sollte man einen Arzt rufen. Während einer Erkältung kann man mit den Sonnenhutpräparaten jedoch keine bedeutende Verkürzung bei der Krankheitsdauer bewirken.

Zur Vorbeugung gibt es Fertigpräparate in der Apotheke.

Die Gelbe Färberhülse und der Lebensbaum wirken ebenfalls immunmodulatorisch (s. Anhang, *Lexikon*) und stimulieren das unspezifische Immunsystem. Kombiniert man diese beiden Pflanzen mit dem Sonnenhut, wirken sie deutlich stärker als die einzelnen Extrakte für sich. Für die drei Pflanzen gibt es ebenfalls ein Fertigprodukt.

Gegen Lippenherpes setzt man Salben ein, die mindestens 15 Prozent Presssaft enthalten. Man kann alle Teile der Pflanze – Blüten, Blätter und Wurzeln – zum Heilen von Herpes verwenden. Man erhält sie als Lippenstift, als Tee, Saft, in Tablettenform oder als Nahrungsergänzungsmittel. Am besten kauft man sie in der Apotheke, aber man bekommt sie eventuell auch im Supermarkt oder über das Internet. Auch als Salbe, die für Erwachsene und Kinder erhältlich ist, sollte man 3-mal täglich einen 1–2 Zentimeter langen Salbenstrang dünn und gleichmäßig auftragen.

Spitzwegerichkraut

Spitzwegerich

Spitzwegerichkraut (*Plantaginis lanceolatae herba*) erntet man zur Blütezeit als Kraut mit Blättern, Stängeln und Blütenständen. Zu viele Stängelanteile oder Blüten sollten dennoch nicht enthalten sein. Ein dunkel bzw. braun verfärbtes Kraut weist auf eine unsachgemäße Trocknung und Lagerung hin. Bei diesen Blättern ist die antibakterielle Wirkung stark verringert. Im Flüssigextrakt tritt das in der Regel nicht auf.

Spitzwegerichkraut wirkt nicht nur aufgrund seiner Schleimstoffe schleimlösend, reizmildernd, antibakteriell, krampflösend, immunstimulierend, antiviral und entzündungshemmend. Man kennt auch keine Neben- oder Wechselwirkungen, und Krankheiten, bei denen man das Kraut nicht einsetzen kann, sind ebenfalls unbekannt.

Auszüge aus den getrockneten Blättern helfen bei Husten und ähnlichen Erkältungskrankheiten, bei Entzündungen des Rachens bzw.

der Rachen- und Mundschleimhaut sowie der restlichen Atemwege. Vor allem für Kinder ist die Heilpflanze gut geeignet. Auch für Mundspülungen bei Halsentzündungen ist es hilfreich. Man wendet es in Form von Tees oder gepulvertem Heilkraut, wässrigen oder alkoholischen Auszügen, als Frischpflanzenpresssaft, Sirup oder Pastillen an.

Die empfohlene Tagesdosis beträgt 3–6 Gramm. Kinder von 1 bis 4 Jahren sollten nur 1–2 Gramm täglich erhalten, Kinder von 4 bis 10 Jahren bekommen 2–4 Gramm und 10- bis 16-Jährige nehmen 3–6 Gramm. Man erhält das Kraut zum Beispiel als Frischpflanzenpresssaft oder in anderen flüssigen Auszügen. Man kann es einnehmen oder äußerlich anwenden.

> *Teerezept:* 2 Esslöffel (1 EL bei Kindern) fein geschnittenes Kraut mit 1 Tasse heißem Wasser übergießen, 5 Minuten ziehen lassen, absieben. Davon mehrmals täglich 1 Tasse trinken (schmeckt leider nicht besonders gut).

Davon gibt es mehrere Fertigpräparate.

Eine Kombination mit anderen schleimstoffhaltigen Heilkräutern ist sinnvoll, z. B. mit Eibischwurzel oder Isländisch Moos. Davon gibt es auch Fertigpräparate.

Süßholzwurzel

Suessholz

Die Süßholzwurzel (*Glycyrrhiza glabra*) kennt man als Extrakt in Form von Bärendreck oder Lakritze. Der Name „Lakritz" leitet sich aus dem griechischen Wort *glykeia rhiza* ab (*glykeia* = süß, *rhiza* = Wurzel, im Lateinischen wurde daraus *glycyrrhiza*).

Süßholz gehört zur selben Familie wie Erbsen und Bohnen, also zu den Hülsenfrüchten. Es handelt sich um einen mehrjährigen Strauch, der bis zu einem Meter hoch wird. Die höchste Menge an Wirkstoffen enthalten die Wurzeln bei der Ernte im Spätherbst.

Die Pflanze ist in der Mittelmeerregion und in Westasien beheimatet. Sie wird in Spanien, Frankreich, Italien und Russland angebaut. Sie ist frostempfindlich, bevorzugt viel Sonne und tiefe, humusreiche Erde. In sehr milden Gegenden, z. B. im Oberrheingebiet, kann man Süßholz sogar im Garten anbauen. Geerntet wird nicht die Hauptwurzel (eine lange Pfahlwurzel), sondern die langen Wurzelausläufer. Sie sind das eigentliche „Süßholz".

Als Heilpflanze verwendet man die ungeschälten oder geschälten Wurzeln und Ausläufer. Außerdem nutzt man den Süßholzsaft bzw. die in Stangenform erhältliche Lakritze.

Die Inhaltsstoffe der Süßholzwurzel, die sogenannten Saponine, wirken verkrampfungslösend, schleimverflüssigend, erleichtern das Abhusten von Schleim und schützen die Schleimhaut. Der süß schmeckende Inhaltsstoff, das Glycyrrhizin, hat einen deutlich entzündungshemmenden Effekt. Außerdem wirkt es antiallergisch und virentötend.

Die Süßholzwurzel wirkt heilend – sofern es sich um echtes Lakritz handelt, wie es in Apotheken und Reformhäusern erhältlich ist. Anderswo wird sie mit Zucker und Trennmitteln gestreckt (manche Industrieware enthält sogar gar kein Lakritz mehr). In Apotheken und Reformhäusern erhält man Süßholzwurzeln, Lakritzextrakt, Lakritztee und -elixier. Dabei sollte allerdings beachtet werden, dass es sich oft um sogenannte „Stark-Lakritz" (pro 100 g mehr als 200 mg Glycyrrhizin) handelt. Dieses sollte aus medizinischen Gründen nur in sehr kleinen Mengen eingenommen werden. Derartiges Lakritz unterliegt in Deutschland auch der Kennzeichnungspflicht – d. h. auf der Packung muss dann ein Hinweis stehen, entweder „enthält Lakritz", „Stark-Lakritz" oder „Erwachsenen-Lakritz". Letzteres kann ein Hinweis dafür sein, dass es einen für Kinder nicht geeigneten hohen Salmiakanteil enthält. Lakritz kann man sich als Tinktur auch selbst herstellen (Rezept siehe weiter unten) oder über das Internet bestellen. Dort gibt es auch Lakritzpulver – sogar in Bioqualität. In der Apotheke und auch im Bioladen erhalten Sie auch Lakritze-Stangen, deren Heilwirkung der eines Süßholz-Tees oder einer Tinktur entsprechen soll.

Lakritze und Charlie Chaplin

In vielen Ländern, nicht nur in Deutschland, ist Lakritze sehr beliebt. Es gibt die schwarze, geschmacksintensive Süßigkeit in unzähligen Formen, Variationen und Geschmacksrichtungen. In Norddeutschland werden z. B. Salmis (Salmiakpastillen) damit hergestellt.

Abenteuerlich mutet an, dass Charlie Chaplin seine Schuhe und Schnürsenkel im Film *Goldrausch* verspeiste. Weniger abenteuerlich ist, dass sie aus Lakritze bestanden! Sogar Napoleon soll stets Süßholzpulver bei sich getragen haben.

Natürliche Schadstoffe in Lakritze?

In Lakritze findet man natürlicherweise „Glycyrrhizinsäure" (auch Glycyrrhetinsäure) in Konzentrationen von 6 bis 14 Prozent. Sie ist als natürlicher Inhaltsstoff bekannt und muss nicht deklariert werden. Auch von ihr können Gesundheitsprobleme ausgehen, wenn man sie in zu hohen Mengen verzehrt. Hoher Blutdruck, Herz-Kreislauf-Erkrankungen, Diabetes, Ödeme (Wassereinlagerungen), Muskelschwäche etc. können dann die Folge sein.

Ab einer Dosis von 100 mg Glycyrrhizinsäure täglich kann es zu Verschiebungen im Mineralstoffhaushalt kommen. Durch die Säure werden Natrium sowie Wasser im Körper zurückgehalten und es wird vermehrt Kalium ausgeschieden. Dies kann zu den geschilderten gesundheitlichen Problemen führen. Herz-Kreislauf-Kranke, Diabetiker und Schwangere sollten Süßholzprodukte deshalb nur in sehr kleinen Mengen zu sich nehmen oder besser ganz darauf verzichten. Dasselbe gilt für Menschen mit Bluthochdruck, Kaliummangel, Leberzirrhose oder chronischer Hepatitis. Für alle anderen gibt die Deutsche Gesellschaft für Ernährung (DGE) als Richtwert einen regelmäßigen Verzehr von maximal 50 Gramm Lakritz pro Tag an, den man nicht überschreiten sollte. Selbstverständlich können ähnliche Symptome auch bei süßholzwurzelhaltigen Arzneimitteln auftreten. Deshalb muss im Beipackzettel oberhalb einer Tagesdosis von 100 mg Glycyrrhizinsäure auf Neben- und Wechselwirkungen hingewiesen werden; auch die Anwendungsdauer muss begrenzt sein.

Wer ein Medikament erhält, das Ciclosporin enthält (z. B. nach einer Transplantation), muss ganz auf Lakritz verzichten. Eine Studie zeigte, dass Süßholz im Körper die Aufnahme von Ciclosporin blockiert.

Damit man nicht zuviel Glycyrrhizinsäure aufnimmt, sollte man bei Importware grundsätzlich vorsichtig sein. Leider werden gerade diese Produkte bevorzugt gekauft. Vorsichtshalber sollte man davon nicht ständig und auch nicht in größeren Mengen essen.

Die gesundheitliche Wirkung von Lakritze

Bei uns wird die Süßholzwurzel bei Husten und Magengeschwüren eingesetzt. Ganz allgemein setzt man Glycyrrhizinsäure im ostasiatischen Raum in Kombination mit den Eiweißbausteinen Glycin und Cystein als Infusion zur Behandlung von chronischer Hepatitis C und Leberzirrhose ein. Es scheint, als würden regelmäßige Injektionen mit Süßholzwurzelextrakt zusätzlich zur medikamentösen Behandlung die Leberwerte der Patienten verbessern. Die antivirale Wirkung wird dabei auf Glycyrrhizin zurückgeführt.

Süßholzwurzel enthält sogenannte „Saponine". Zu dieser Substanzgruppe gehört auch die Glycyrrhizinsäure. Sie hilft gegen Bakterien, Pilze und offensichtlich sogar gegen Viren. Entsprechend ihrer schleimlösenden Wirkung wird sie typischerweise gegen Husten, Bronchialkatarrh und andere Erkrankungen der oberen Atemwege angewendet.

Süßholzwurzelextrakt wird in Kombination mit Ammoniumchlorid und Anisöl zu Salmiakpastillen verarbeitet. In dieser Form stellt er ein traditionelles Arzneimittel zur Schleimlösung der Atemwege dar.

Erkältungen

Die empfohlene Tagesdosis beträgt 5–15 Gramm Süßholzwurzel bzw. 200–300 mg Glycyrrhizin. Es gibt Süßholzdicksaft, von dem man mehrmals täglich ½-1 Gramm bei Katarrhen der oberen Luftwege, zu sich nehmen sollte, auch ein eingestellter alkoholischer Süßholzwurzelflüssigextrakt mit mindestens 0,3 und maximal 5 Prozent

Glycyrrhizin ist im Handel erhältlich. Davon kann man täglich 20–30 Tropfen einnehmen, am besten in heißem Hustentee.

Es gibt ein Fertigarzneimittel als Lakritzpastillen. Eine Kombination mit anderen Hustenlösern wie Fenchelfrüchte oder Thymiankraut ist sinnvoll und davon gibt es Fertigarzneimittel. Auch ein Husten- und Bronchialtee ist erhältlich mit Thymiankraut, Lindenblüten und Anisfrüchten; davon trinkt man mehrmals täglich 1 Tasse. Auch ein Erkältungstee mit Weidenrinde, Holunder und Lindenblüten ist im Handel erhältlich. Auch davon sollte man mehrmals täglich 1 Tasse trinken. Für einen trockenen Reizhusten ist eine Kombination aus Süßholz-, Primel- und Eibischwurzel sowie Anis zu empfehlen.

Ohne ärztlichen Rat sollte man die Süßholzwurzel nicht länger als 4–6 Wochen anwenden. Man kann sich ein Rezept für die Süßholzwurzel ausstellen lassen. Dafür empfiehlt sich der alkoholische Süßholzwurzel-Flüssigextrakt (*Liquiritiae extractum fluidum ethanolicum normatum*), da dieser einen Mindest- (0,3 Prozent) als auch Höchstgehalt (5 Prozent) an Glycyrrhizinsäure garantiert.

Vor allem für Kinder sollte man aus geschmacklichen Gründen die geschälte Süßholzwurzel vorziehen.

Endlich ein Mittel gegen Herpes?

Bereits 1977 fand man heraus, dass Glycyrrhizin einen hemmenden Effekt auf Herpes-Simplex-Viren hat. In wissenschaftlichen Versuchen konnte man zeigen, dass Süßholz bei Hepatitis-, Rhabdo- (dazu gehört z. B. das Tollwutvirus), Grippe- und sogar HIV- und SARS-Viren hilft. Weitere Studien dazu laufen noch.

Wissenschaftler der New York University konnten nachweisen, wie trickreich Glycyrrhizin etwa im Kampf gegen Herpes-Simplex oder sogar die gefährlichen HHV-8-Viren, Mitauslöser des Kaposi-Sarkoms bei Aids-Patienten, ist. Der Wirkstoff vernichtet nicht nur die aktiven, sondern – und das ist das Entscheidende! – auch die passiven Varianten des Virus. Diese sind das Hauptproblem, wie jeder weiß, der an Lippen-Herpes leidet.

Um eine solche Virus-Krankheit tatsächlich zu heilen, muss ein Wirkstoff auch die inaktiven Viren, die sich jahrelang im Körper verbergen können, zerstören. Und dazu scheint Glycyrrhizin fähig zu sein, wie die Studien aus New York zeigen. Leider ist die dafür nötige Dosis zu hoch, um durch normalen (gesundheitlich unbedenklichen) Lakritzkonsum erreicht zu werden, und bislang gab es Untersuchungen nur an Zellkulturen und nicht am Menschen.

Biologisch läuft Folgendes im Herpesvirus ab: Die Glycyrrhizinsäure blockiert die Produktion einer speziellen Eiweißart. Dieses Eiweiß verhindert üblicherweise die Entdeckung des Erregers durch die Zelle. Wird es nicht gebildet, bemerken die Zellen den Krankheitserreger und leiten ihren eigenen Tod ein. Das bedeutet, die betroffenen Zellen sterben ab und es wachsen neue, gesunde Zellen nach.

Rezepte mit Süßholz

Das Süßholz wird auch gerne in Teemischungen verwendet, da das Getränk dann süß schmeckt und ein angenehmes Aroma erhält.

Die folgenden Tees mit Süßholz helfen bei Erkältungen und Leberleiden. Generell wird empfohlen, Tees mit Süßholz nicht länger als 4–6 Wochen zu trinken! Anschließend empfiehlt sich ein Tee mit ähnlicher Wirkung. Daran anschließend kann man wieder 4–6 Wochen Süßholz-Tee trinken. Durch die Pause lassen sich eventuelle unerwünschte Langzeitwirkungen verhindern und die gewollte Süßholz-Wirksamkeit bleibt erhalten.

Einfacher Süßholztee
Der Tee hilft bei Erkältungen, Magenbeschwerden und Bronchitis:

1 Teelöffel geschnittene, geschälte Süßholzwurzel mit kaltem oder heißen Wasser übergießen, kurz aufkochen und nach dem Abkühlen absieben.

Alternativ übergießt man 1–2 Teelöffel Süßholz-Wurzeln mit 1 Tasse kochendem Wasser und lässt ihn 15 Minuten ziehen. Anschließend siebt man ab und trinkt den Tee in kleinen Schlucken, 1–5 Tassen täglich.

Süßholzteemischung
zum Schutz einer entzündeten Schleimhaut

35 g Huflattichblätter
35 g Spitzwegerichblätter
10 g Isländisch Moos
10 g Malvenblüten
10 g Süßholzwurzel

1 Teelöffel dieser Mischung mit 1 Tasse kaltem Wasser ansetzen, 1,5 Stunden ziehen lassen, abgießen und schluckweise trinken. Davon 3-mal täglich 1 Tasse frisch zubereitet trinken.

Süßholztee für die Leber

15 g Artischockenblätter
15 g Mariendistelsamen
15 g Schafgarbenkraut
15 g Fenchelfrüchte
15 g Süßholzwurzel
15 g Pfefferminzblätter

1 Teelöffel dieser Mischung mörsern und mit 1 Tasse heißem Wasser übergießen, 7 Minuten zugedeckt ziehen lassen. Davon 2–3 Tassen täglich trinken.

Tinktur gegen Herpes

Man kann eine Süßholz-Tinktur auch selbst herstellen. Dafür übergießt man Süßholzwurzeln in einem Schraubdeckel-Glas mit medizinischem Alkohol (alternativ Doppelkorn oder Weingeist), bis alle Pflanzenteile bedeckt sind, und lässt die Mischung verschlossen für 2–6 Wochen ziehen. Anschließend siebt man die Pflanzenteile ab und füllt die Alkoholmischung in eine dunkle Flasche. Davon kann man täglich 10–50 Tropfen einnehmen. Bei Lippen-Herpes kann man die Mischung auf die Bläschen aufbringen und mit einem Pflaster abdecken.

Teebaumöl als Allzweckwaffe?

Der australische Teebaum enthält in seinen Blättern ein Öl, das eine zehn- bis dreizehnfach stärkere keimtötende Wirkung aufweist als die ehemals als Desinfektionsmittel gebräuchliche Karbolsäure (Phenol). Das natürlich vorkommende Teebaumöl wirkt effektiv gegen Infektionen mit Bakterien, Viren und Mikropilzen. Heutzutage werden jährlich etwa 500–600 Tonnen des kostbaren Öls gewonnen.

Teebaum

Es enthält Substanzen wie Terpene, Pinene oder Cineol, die gegen die Keime wirken. Sogar immunstimulierende, schmerzlindernde, juckreizlindernde und schleimlösende Wirkungen sind erwiesen. Entsprechend vielseitig sind die Anwendungsgebiete des Teebaumöls: äußerlich bei Akne, entzündeten Hautstellen und Fieberbläschen, aber auch bei Lippen-Herpes, Warzen (s. dort) bei bakteriellen und viralen Atemwegsinfekten als Spül- sowie Gurgellösung.

Reines Teebaumöl ist einfach anzuwenden. Es ist auch in Form von Teebaumöl-Cremes, -Lotionen und -Salben erhältlich oder auch als Teebaumöl-Zahncreme und -Mundwasser. Das Öl kann man rezeptfrei in Apotheken kaufen. Achten Sie darauf, dass es sich um hochkonzentriertes, destilliertes Teebaumöl handelt.

Bei einer Erkältung ist ein Teebaumöl-Dampfbad hilfreich: 5 Tropfen Teebaumöl in eine Schüssel mit heißem Wasser geben, den Kopf darüber halten und mit einem Handtuch abdecken. Den Dampf einige Minuten einatmen.

Bei Herpesbläschen verwendet man einfach die Pipette, die im Fläschchen normalerweise vorzufinden ist, und gibt einen Tropfen Öl auf die betroffene Stelle. Von einem konzentrierten Öl ist eine kleine Menge bereits ausreichend.

Teebaumöl gegen Warzen

Bei manchen Warzen hilft es, reines Teebaumöl oder eine 10-prozentige alkoholische Lösung (50–70 Volumenprozent Alkohol) einzusetzen. Man trägt sie 2- bis 3-mal täglich auf. Ein Fertigarzneimittel oder Kombinationen mit anderen Wirkstoffen gibt es leider nicht.

Thymiankraut

Thymian (*Thymi herba*) ist ein Strauchgewürz aus der Familie der Lippenblütler. Seine Blätter und Blüten enthalten ein ätherisches Öl mit Inhalts- und Wirkstoffen wie Thymol, Terpene, Rosmarinsäure und Flavonoide. Sie wirken stark antibakteriell, antiviral, entzündungshemmend, mikropilztötend, schleimlösend, schmerzstillend und schweißtreibend. Sie lösen Verkrampfungen und unterstützen die Flimmerhärchen des Atmungstraktes. Dies bewirkt ein leichteres Abhusten. Thymian löst festsitzenden Schleim aus den Bronchien und hilft bei Bronchitis, Husten, Halsentzündung, fieberhaften Infekten und Grippe.

Thymian

Man verwendet die Blätter, die Blüten und das aus ihnen gewonnene ätherische Öl. Mit Thymian kann man ein Dampfbad zubereiten, aber auch ein Tee hilft.

Teerezept: 1 Teelöffel (1–2 Gramm) getrocknetes und zerkleinertes Thymiankraut mit 250 ml heißem Wasser übergießen. 15 Minuten zugedeckt ziehen lassen, absieben und 3–5 Tassen täglich trinken.

Den Aufguss kann man auch für Umschläge, Kompressen und Waschungen verwenden. Thymian kann man in zahlreichen Zubereitungen z. B. als Öl, Körperöl, Pastillen, Saft, Tropfen, Erkältungsbad, Salbe oder Tee kaufen. Wesentlich wirksamer als der Tee ist ein alkoholischer Flüssigextrakt.

Die empfohlene Tagesdosis beträgt 10 Gramm mit 0,03 Prozent Thymol, vom Flüssigextrakt 1–2 Gramm 1- bis 3-mal täglich, für Umschläge einen 5-prozentigen Aufguss oder 1–2 Gramm Flüssigextrakt. Für Kinder gibt es eine altersabhängige Dosierung, die in einer Studie mit 110 Kinderarztpraxen ermittelt wurde. Auch ein Flüssigauszug ist in Arzneibuchqualität (s. Anhang, *Lexikon*) im Handel erhältlich, von dem man mehrmals täglich einen halben Teelöffel mit etwas Wasser verdünnt einnehmen sollte.

Thymian hilft – auch als alkoholischer Auszug – in Mundspülungen und als Einreibung. Gegen Husten hilft auch ein Thymianbad: 100 Gramm Thymian mit 1 Liter kochendem Wasser übergießen (gut verschließen, damit das ätherische Öl nicht verdampft), 15 Minuten ziehen lassen, absieben und dem Badewasser zugeben. Anstelle des Tees kann man auch einen alkoholischen Thymianextrakt oder das ätherische Thymianöl verwenden.

Bei akuter und chronischer Bronchitis hilft der Thymianöl-Brustwickel sehr gut. Dafür löst man 10-prozentiges ätherisches Thymianöl (für Kinder je nach Alter 2- bis 5-prozentiges Thymianöl) in Mandel- oder Sonnenblumenöl und bringt es im Wasserbad auf Körpertemperatur. Anschließend gibt man wenige Milliliter des Öls auf ein weiches Stoff- oder Moltontuch und legt einen Brust- oder auch Rundumwickel an. Der Wickel kann die ganze Nacht angelegt bleiben, bei Kindern sollte man nach einer halben Stunde kontrollieren, ob die Haut das Öl verträgt.

Zum Inhalieren sollten Erwachsene mit insgesamt 5 Tropfen Thymianöl pro Inhalation beginnen. Zum Gurgeln ist 5-prozentiges Öl sehr gut geeignet.

Bei einer Erkältung, die mit krampfartigem Husten einhergeht, hilft eine Kombination aus Sonnentau- und Thymiankraut, ergänzend hilft Primelwurzel.

Ist der Husten mit zähflüssigem Schleim verbunden, wirkt Thymiankraut mit weißer Seifenwurzel.

Es gibt viele Fertigarzneimittel damit und eine Kombination mit anderen pflanzlichen Hustenlösern wie Efeublätter oder Schleimstoffheilkräuter wie die Eibischwurzel ist sinnvoll. Auch davon gibt es Fertigkombinationen.

Gegenanzeigen, Wechsel- und Nebenwirkungen gibt es keine. Sehr vereinzelt traten Kreuzallergien mit Birken-, Beifuß-, Karotten- und Selleriepollen auf. Allerdings sollten Menschen mit schweren Leberschäden oder mit Schilddrüsenfunktionsstörungen Thymian meiden, da die Inhaltsstoffe Thymol und Carvacrol in hoher Dosierung und über längere Zeit angewendet eine Verschlimmerung bewirken können.

Afrikanische Umckaloabowurzel

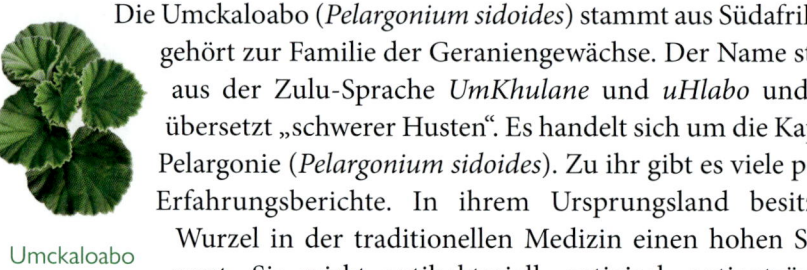

Umckaloabo

Die Umckaloabo (*Pelargonium sidoides*) stammt aus Südafrika und gehört zur Familie der Geraniengewächse. Der Name stammt aus der Zulu-Sprache *UmKhulane* und *uHlabo* und heißt übersetzt „schwerer Husten". Es handelt sich um die Kapland-Pelargonie (*Pelargonium sidoides*). Zu ihr gibt es viele positive Erfahrungsberichte. In ihrem Ursprungsland besitzt die Wurzel in der traditionellen Medizin einen hohen Stellenwert. Sie wirkt antibakteriell, antiviral, antientzündlich, immunregulierend und regt das Flimmerepithel des Atmungstraktes zur erhöhten Aktivität an.

Zugelassen ist sie bei uns unter anderem für Bronchitis. Von den einheimischen Medizinmännern der südafrikanischen Zulu-Stämme wird sie gegen Magen- und Darminfektionen verwendet.

Bei uns hilft sie ganz allgemein gegen Atemwegsinfekte, effektiv bei Husten, der mit Schleimbildung verbunden ist, akuter und chronischer Bronchitis (Kinder und Erwachsene), bei Nasenschleimhaut-, Nasennebenhöhlen- oder auch bei Mandelentzündung und Erkältung ganz allgemein (bei Erwachsenen). Wechselwirkungen mit anderen Arzneimitteln kennt man bislang nicht, aber auszuschließen sind sie auch nicht. Deshalb sollten Patienten, die gerinnungshemmende Medikamente einnehmen, vor der Einnahme vorsichtshalber einen Arzt fragen. Problemlos sollte der Extrakt für Diabetiker und bei Zöliakie/Sprue sein. Fertigtabletten mit dem Wirkstoff enthalten eine geringe Menge Laktose, die in der Regel auch von Laktose-Intoleranten toleriert wird. Vorsichtig sein sollten Schwangere und Stillende, da keine ausreichenden Erfahrungen für diesen Personenkreis vorliegen (besser ebenfalls einen Arzt fragen). Auch im Falle von Autoimmunerkrankungen sind keine unangenehmen Wirkungen zu erwarten, jedoch liegen keine wissenschaftlichen Daten dazu vor. Ähnliches gilt für Kinder unter 1 Jahr.

Alkohol ist in dem flüssigen Umckaloabo-Präparat in so geringer Menge enthalten, dass er eigentlich keine Rolle spielen sollte, aber für Kinder (1–12 Jahre) und Alkoholkranke ist der Saft eine alkoholfreie Variante.

Eine der Wirkungen von Umckaloabo beruht auf der Hemmung des Enzyms (s. Anhang *Lexikon*) Neuraminidase (s. S. 23). Ganz allgemein kann der Extrakt die wichtigsten Erkältungsviren hemmen und die Vermehrung der saisonalen Influenza-A-Virusstämme H1N1 und H3N2 sowie des Respiratory Syncytial Virus (RSV, einer der Erkältungsviren) komplett unterdrücken. Außerdem kann er die Anzahl der Coxsackie-Viren (s. Anhang, *Lexikon*) um das 10 000-Fache verringern und die menschlichen Coronaviren (Erkältungen, SARS) um das Zehnfache. Dabei sollte man wissen, dass bereits eine Verringerung der Viren auf 10 Prozent eine Erkrankung – vor allem im Anfangsstadium – verhindern kann.

Die Wirkung führt man auch darauf zurück, dass der Umckaloaboextrakt das Andocken von Viren und Bakterien an die Zellen der Atemwegsschleimhaut verhindert bzw. zumindest erschwert. Dies scheint dadurch möglich, dass die Bronchialzellen durch einen gewissen Schutzfilm vor Bakterien und Viren geschützt werden. Außerdem werden Zellen des körpereigenen Abwehrsystems aktiviert und der Schleimtransport aus den Bronchien verbessert.

Folgende Substanzen sollen die Wirkung hervorrufen: Cumarine, Gerbstoffe vom Typ der Proanthocyanidine, Flavonoide, Polysterole und ätherisches Öl.

Ein Extrakt (EPs 7630) der afrikanischen Umckaloabowurzel ist der Wirkstoff des Fertigarzneimittels namens Umckaloabo®, der in Form von alkoholischen Tropfen oder alkoholfrei als Filmtabletten und Saft für Kinder erhältlich ist. 10 Gramm der Tropfen enthalten 8 Gramm des Auszugs, welcher in einem Wurzel-Extrakt-Verhältnis von 1 : 8–10 hergestellt wird.

Die Pflanzen für den Extrakt werden auf speziellen Farmen unter streng kontrollierten biologischen Anbaumethoden gezogen. Eine Studie zur akuten Bronchitis mit 468 Teilnehmern zeigte, dass Patienten, die diesem Wurzelextrakt behandelt wurden, deutlich kürzer krank waren. Das heißt, sie waren zwei Tage früher wieder arbeitsfähig. Der Extrakt aus der afrikanischen Wurzel bessert somit nicht nur die Beschwerden, sondern verkürzt auch die Dauer der Arbeitsunfähigkeit und wird gut vertragen. Andere Studien bestätigten die positiven Ergebnisse.

Auch 143 Kinder mit einer akuten Entzündung der Mandeln bzw. des Rachens wurden mit demselben Ergebnis getestet.

Eine weitere Studie mit dem Wurzelpräparat wurde an 1000 Kindern und Erwachsenen mit akuter Mandelentzündung durchgeführt. Nach siebentägiger Behandlung damit wurde bei mehr als 90 Prozent der Patienten ein Abklingen von Schluckbeschwerden, Halsschmerzen, Speichelfluss, Rötung, Belägen und Fieber festgestellt. Bei einer Nachbehandlung, um ein erneutes Wiederaufflammen der Erkrankung zu untersuchen, testete man das Medikament an 359 Patienten und es erkrankten deutlich weniger erneut. Die Verträglichkeit wurde in 99 Prozent der Fälle mit gut bzw. sehr gut bewertet.

Dabei ist es besonders erwähnenswert, dass Studien an Kindern vorliegen, die man – vorsichtig formuliert – als selten bezeichnen kann. Denn Kinder haben im Vergleich zu Erwachsenen einen anderen Körperbau und Stoffwechsel. Generell sprechen sie auf unterschiedliche Wirkstoffe ganz anders an als Erwachsene, auch bei dem Zielorgan.

Für Halsentzündungen sind die Umckaloabo-Tropfen für Kinder ab 1 Jahr zugelassen, die Tabletten für Kinder erst ab 6 Jahren, da die klinische Studie erst ab diesem Alter durchgeführt wurde. Außerhalb dieser Altersgruppe kann ein Arzt oder Heilpraktiker das Medikament als sogenanntes „Off-Label-Use-Medikament" verordnen.

Der Hersteller empfiehlt Umckaloabo insbesondere für Kinder, ältere Menschen und diejenigen, deren Immunsystem geschwächt ist, um einen akuten und möglicherweise lebensbedrohlichen Infektionsverlauf zu verhindern, vor allem eine Lungenentzündung. Auch um einen chronischen Verlauf und ein wiederholtes Auftreten einer chronischen Bronchitis zu umgehen, wird das Wurzelextrakt empfohlen.

Sogar die Erreger der Schweine- und der Hongkong-Grippe wurden im Laborversuch verringert. Nicht ganz so stark entdeckte man die verringerte Infektiosität bei vier weiteren Viren. Leider wirkt der Extrakt nicht gegen den Vogelgrippeerreger, gegen Rhino- und Adenoviren.

Register der Krankheiten und Heilkräuter bzw. Wirkstoffe, die gegen mehrere Virusarten helfen

Arzneipflanze oder Wirkstoff	Hilft bei folgenden Beschwerden	Wissenswertes
Aloe (*Aloe vera*)	– Verschiedene Herpes-simplex-Viren, z. B. Lippen- und Genitalherpes – Gürtelrose	Die Kaktuspflanze gedeiht auch als Zimmerpflanze
Anisöl (*Atheroleum anisi*)	– produktiver Husten – Lippenherpes	Wirkt sogar gegen Aciclovir-resistente Viren
Brunnenkressekraut (*Nasturtii herba*)	– Husten, Bronchitis	Gehört zu den wirksamsten Mitteln gegen Mikroben (Bakterien, Viren usw.)
Eibischwurzel und -blätter (*Althaeae radix/-folium*)	– trockener Husten – Halsschmerzen	Steigert die Phagozytose (s. Anhang, *Lexikon*)
Eichenrinde (*Quercus cortex*)	– Durchfallerkrankungen – Grippe	Zeigt auch eine antivirale Aktivität gegen Influenza-Viren
Eisenkraut (*Verbenae herba*)	– Erkältungskrankheiten mit Halsschmerzen, Husten, Nasennebenhöhlenentzündung	—
Eukalyptusöl (*Eucalypti aetheroleum*)	– Erkältungskrankheiten mit Nasennebenhöhlenentzündung, produktivem Husten, Schnupfen	Nur für Erwachsene und ältere Kinder (nicht unter 2 Jahren!) geeignet

Arzneipflanze oder Wirkstoff	Hilft bei folgenden Beschwerden	Wissenswertes
Grapefruitkern-extrakt	– Vorbeugung gegen Infekte der oberen Atemwege, Erkältungen, Grippe – Nasennebenhöhlen-entzündung	Virustatische Wirkung
Grüner Tee (*Theae viridis folium*)	– Vorbeugend bei Grippe und Hepatitis-C – Durchfallerkrankungen – Warzen – stärkt das Immunsystem	Möglicherweise auch gegen das Aids-Virus hilfreich
Holunderblüten und -beeren (*Sambuci flos*)	– einfache und fieberhafte Erkältungskrankheiten mit Husten – Grippe – Nasennebenhöhlen-entzündung – immunstimulierend	Neben Lindenblüten wichtigstes schweißtreibendes Heilkraut
Kamillenblüten (*Matricariae flos*)	– Nasennebenhöhlen- und Rachenentzündung – Schnupfen und Entzündungen im hinteren Rachenraum	Hier besser Fertig-arzneimittel vorziehen, vorsichtig sein sollte man bei selbst gesammelten Kamillenblüten. Wirken sogar gegenüber Aciclovir-resistenten Herpes-simplex-Viren Typ 1
Kapuzinerkressen-kraut (*Tropaeoli maji herba*)	– Husten, Bronchitis	Starke antimikrobielle Wirkung gegen verschiedene Keime
Melissenblätter (*Melissae folium*)	– Lippen- und Genitalherpes – Erkältungen mit Husten und Bronchitis – Grippe – Windpocken	Creme bei Herpes, Tee bei Erkältungen und Grippe. Inhaltsstoffe der Melissenblätter helfen bei Aciclovir-resistenten Viren

Arzneipflanze oder Wirkstoff	Hilft bei folgenden Beschwerden	Wissenswertes
Pfefferminzöl (*Menthae piperitae atheroleum*)	– Erkältungskrankheiten mit Schnupfen und Husten	—
Primelwurzel und -blüten (*Primulae radix et flos*)	– Husten mit Schleimbildung – Bronchitis – Grippe	Für Kinder sind Schlüsselblumenblüten vorzuziehen
Propolis (*Apis mellifera*)	– einfache Erkältung – Mandel-, Kehlkopf-, Nasennebenhöhlen- und Ohrenentzündung – Mund- und Rachenschleimhautentzündung – chronischer und akuter Schnupfen – Husten, Bronchitis – Lippen- und Genitalherpes	Die Wirksamkeit und auch allergische Nebenwirkungen variieren mit der Herkunft, Jahreszeit und der folgenden unterschiedlichen Zusammensetzung; standardisiere Präparate sind im Handel erhältllich.
Salbeiblätter (*Salviae folium*)	– als Rhabarber-Salbeicreme gegen Herpes simplex – Schnupfen – Halsschmerzen – Rachen-, Kehlkopf- und Luftröhrenentzündung – Husten mit Schleimbildung	—
Sonnenhut (*Echinacea*)	– Lippenherpes – vorbeugend bei Erkältungen und Grippe – wiederkehrende Infekte	Stärkt die Abwehrkräfte

Arzneipflanze oder Wirkstoff	Hilft bei folgenden Beschwerden	Wissenswertes
Spitzwegerichkraut (*Plantaginis lanceolatae herba*)	Erkältungskrankheiten wie: – trockener Husten – Entzündungen des Rachens bzw. der Rachen- und Mundschleimhaut sowie der restlichen Atemwege – Halsentzündungen	Steigert möglicherweise die Interferonbildung
Süßholzwurzel (*Glycyrrhiza glabra*)	– Erkältung mit Husten, Bronchialkatarrh und anderen Erkrankungen der oberen Atemwege – Lippen- und Genitalherpes – chronische Hepatitis C – Grippe – Aids	Süßholzwurzel kennt man als „Lakritz" in Süßigkeiten
Teebaumöl, australisches (*Melaleucae alternifoliae aetheroleum*)	– Lippen- und Genitalherpes – Erkältung – bakterielle und virale Atemwegsinfektionen – Warzen	
Thymiankraut (*Thymi herba*)	– Bronchitis – Husten – Halsentzündung – fieberhafte Infekte – Grippe	Thymiankraut ist wertvoll bei Husten
Umckaloabowurzel, Afrikanische (*Pelargonii sidoides radix*)	– Nasennebenhöhlen- und Mandelentzündung – Nasen- und Rachenschleimhautentzündung – Atemwegsinfekte wie Husten, akute und chronische Bronchitis	Traditionelle Arzneipflanze aus Südafrika, seit Ende der 1950er-Jahre auch bei uns bekannt. Infolge von Studien zur großen therapeutischen Wirkung bedeutend

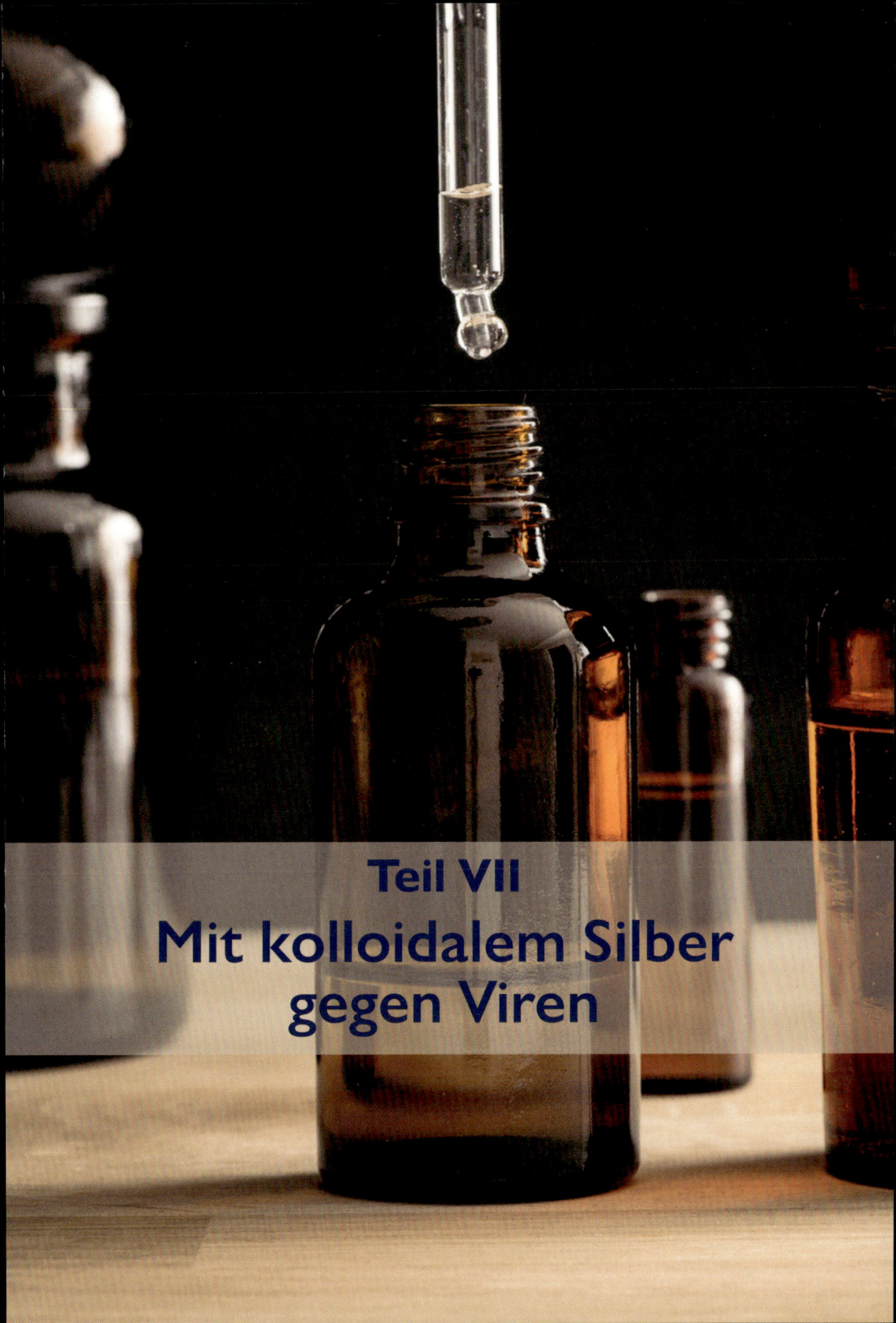

Teil VII
Mit kolloidalem Silber gegen Viren

Dr. Josef Pies und Uwe Reinelt beschreiben in ihrem Buch *Kolloidales Silber* (s. Quellen im Anhang) eine Methode, um Viren unschädlich zu machen: Es wird eine spezielle Form von Silber verwendet – das sogenannte kolloidale Silber. Es handelt sich in erster Linie um elektrochemisch hergestelltes kolloidales Silber, mit dem man verschiedene Viruserkrankungen lindern und teilweise sogar heilen können soll. Obwohl das Mittel fast vergessen wurde, kam man im Zuge der Antibiotikaresistenzen darauf, dass es mehrere hundert unterschiedliche Krankheitskeime abtötet. Das Wirkprinzip scheint zu sein, dass in feuchter Umgebung aus dem elementaren Silber nach und nach Silberionen herausgelöst werden, die Bakterien, Viren und Pilze abtöten können, aber auch die Silberpartikel selbst scheinen daran beteiligt zu sein.

Kolloidales (s. Anhang, *Lexikon*) Silber ist destilliertes Wasser, in dem elementares Silber verteilt ist – man nennt das Suspension. Es handelt sich um ein sogenanntes kolloid-disperses Silber (mit einer Größe zwischen einem Nanometer und einem Mikrometer). Es besteht aus nur etwa 15 Atomen und hat einen Durchmesser von etwa 5 Nanometern. Man nennt das auch „Nanosilber". Um sich die Größenordnung vorstellen zu können: Bakterien sind etwa 200–80 000 Nanometer groß und damit etwa 40- bis 16 000-mal größer als ein Silberkolloidpartikelchen. Damit kommt es fast in die Größenordnung von Viren, die 20–300 nm groß sind. Zum Vergleich: Ein rotes Blutkörperchen hat einen Durchmesser von 7500 Nanometern, ist also fast 40-mal größer als ein solches Riesen-Kolloidteilchen von 200 Nanometern Durchmesser.

Angegeben wird die verwendete Konzentration in ppm (*parts per million* = Teile pro Million). Mit einem Glas Wasser sind in der Regel 200 Milliliter (0,2 Liter) gemeint. Soll man darin 1 ppm kolloidales Silber einnehmen, bedeutet das, dass sich in diesem Glas Wasser 200 Mikrogramm oder 0,2 mg kolloidales Silber befinden.

Eigene Herstellung

Man stellt kolloidales Silber am besten selbst mit einem genormten, vollautomatischen Silbergenerator her, mit dem Silberteilchen von nur etwa 1–5 Nanometern herzustellen sind. Dafür muss die Gebrauchsanweisung der Gerätehersteller genau beachtet werden. Wichtig ist, dass der Hersteller ein Analysenzertifikat aufweist und zusichern kann, welche Konzentration an kolloidalem Silber (Silberpartikel und Silberionen) entsteht. Auch ob Stabilisatoren verwendet werden und ob die Herstellungsmethode standardisiert ist, sollte der Hersteller angeben können. Ein seriöser Anbieter wird dies problemlos tun.

Für die Herstellung nimmt man reinste Silberstäbe aus 99,99 Prozent Silber und (zweifach) destilliertes Wasser (kostet ca. 5,– bis 8,– Euro pro Liter, die nicht benötigte Menge bitte im Kühlschrank aufbewahren). Die Silberstäbe erhält man für etwa 15,– bis 40,– Euro. Auf *keinen* Fall darf man reines Leitungswasser dafür verwenden. Auch destilliertes Wasser aus Supermärkten für Bügeleisen oder Autobatterien ist ungeeignet, denn dieses kann Schwermetalle enthalten. Dabei ist Vorsicht geboten, da dadurch oft Silberverbindungen anstelle von elementarem Silber entstehen. Es hilft nur, sich detaillierte Informationen vom Anbieter aushändigen zu lassen.

Die Silberstäbe müssen ausgetauscht werden, wenn sie so dünn sind, dass sie nahezu brechen. Sie müssen nach jedem Gebrauch gründlich mit Küchenpapier gereinigt werden, jedoch auf keinen Fall mit Silberputzmitteln.

Das Silberwasser sollte zu Beginn der Therapie möglichst immer frisch hergestellt werden. Das dauert zwischen mehreren Minuten und bis zu einer Stunde, je nachdem, welche Konzentration erwünscht ist und um welchen Silbergenerator es sich handelt. Aber auch das verwendete Wasser ist entscheidend. Aufbewahren sollte man es in dunklen, metallfreien Glasflaschen aus der Apotheke und niemals in Plastik- oder Metallgefäßen. Dann hält es etwa drei Wochen ohne nennenswerten Wirkungsverlust. Es sollte an einem dunklen, kühlen Standort, aber nicht im Kühlschrank, aufbewahrt werden und nicht in der Nähe elektromagnetischer Quellen wie dem Fernseher oder der Basisstation von schnurlosen Telefonen usw.

Genormte Silbergeneratoren, die unter gleichen Bedingungen immer die gleiche Konzentration an kolloidalem Silber liefern, gibt es für unter 200,– Euro. Wichtig ist, die Bedienungsanleitung der jeweiligen Hersteller zu beachten.

Mithilfe der Silbergeneratoren legt man elektrischen Strom an zwei Silberstäbe an, die in (zweifach) destilliertes Wasser gehängt werden. Dabei funktioniert ein Stab als Anode – also Pluspol –, der andere als Kathode, also Minuspol. Dadurch entstehen neutrale Silberpartikel und positiv geladene Silberionen.

Die Herstellung des Silberwassers funktioniert folgendermaßen:

1. Destilliertes Wasser in einem feuerfesten, absolut sauberen Gefäß (Edelstahltopf, intakte emaillierte Töpfe, feuerfeste Glasgefäße, aber *keine* Gefäße aus Aluminium, Gusseisen, Kupfer oder Kochtöpfe aus einfachem Metall) kochen, dann abkühlen lassen, bis es nicht mehr siedet.

2. Das heiße Wasser in ein hitzebeständiges Glasgefäß (z. B. Trinkglas) bis kurz unter den Rand füllen.

3. Anschließend den Generator auf das Glas setzen und darauf achten, dass die Silberstäbe fast vollständig vom Wasser bedeckt sind. Den Generator starten, die Produktion des Silberwassers beginnt.

4. Nach Beendigung des Herstellungsprozesses das kolloidale Silber entweder sofort trinken (nüchtern!) oder es in einer Braunglasflasche luftdicht verschlossen an einem kühlen Ort (außerhalb des Kühlschranks) aufbewahren. Es behält seine Wirksamkeit bis zu drei Monaten. Zum Umfüllen einen Trichter aus Glas oder Edelstahl verwenden.

5. Zum Schluss die Silberstäbe mit Küchenpapier reinigen. Ist der Silberstab schon etwas dunkler geworden, also stärker oxidiert, zusätzlich mit einer Spiralwolle aus Edelstahl (keinesfalls herkömmliche Küchenschwämme und Spiralwollen aus anderen Materialien als Edelstahl oder Reinigungsmittel) reinigen und abschließend noch einmal mit Küchenpapier nachpolieren.

Außerdem sollte man die Silberstäbe in regelmäßigem Wechsel die „Plätze tauschen" lassen (von vorne nach hinten und hinten nach vorne). Bei der nächsten Silberwasserherstellung steckt man also einfach den vorderen Stab in die hintere Buchse und den hinteren in die vordere Buchse, immer mit dem gleichen Ende. So erreicht man eine gleichmäßige Abnutzung der Silberstäbe.

Achtung: Während und nach der Herstellung des Silberwassers darf es nicht über längere Zeit mit Metall in Berührung kommen. Will man kleinere Mengen entnehmen, so eignet sich gut ein Plastiklöffel oder ein Schnapsglas, für größere Mengen ein normales Trinkglas.

Messen kann man zwar die erhaltenen Konzentrationen nicht, ob man eine kolloidale Lösung hergestellt hat, kann man jedoch leicht erkennen: den Effekt nennt man Tyndall-Effekt. Eine kolloidale Flüssigkeit beugt Licht – und das kann man sichtbar machen: Dafür schickt man mithilfe einer kleinen Taschenlampe einen Lichtstrahl durch das Silberwasser. Bei seitlicher Betrachtung sieht man ein feines milchiges Band. Dies funktioniert allerdings nur, wenn die Umgebung des Gefäßes abgedunkelt ist.

Kolloidales Silberwasser und Herstellungsgerät kaufen

Kolloidales Silber zu Heilzwecken unterliegt in Deutschland dem Arzneimittelgesetz. Man erhält es in Apotheken und manchmal über das Internet. Gerade bei Letzterem sollte man beim Kauf vorsichtig sein, denn es werden oft Silbersalze oder andere bedenkliche Silberverbindungen angeboten. Kolloidales Silber selbst herzustellen ist sicherer und auf Dauer preiswerter.

Wenn Sie Geräte zum Herstellen kolloidalen Silbers suchen, so können Sie bei VAK ein Infoblatt dazu anfordern. Zusätzliche Informationen dazu finden sich auch im Internet auf der Seite: *www.silber-wasser.info*

Wie werden Viren damit abgetötet?

Wie die Viren damit abgetötet werden, weiß man nicht so genau. Möglicherweise werden wichtige Bausteine der Erbinformation, die sogenannten Nukleinsäuren, von dem Metall beeinflusst. Es kann aber

auch sein, dass die Bindung von Silber die Vermehrung der Erbsubstanz (RNA und DNA) der Viren verhindert.

Zusätzlich findet man die Theorie, dass durch die Silberionen für
den Virus wichtige Enzyme (s. Anhang, *Lexikon*) inaktiviert werden.

Es ist ganz erstaunlich, aber zum Abtöten von Krankheitskeimen
genügen oft schon wenige Silberpartikel bzw. Ionen.

Nebenwirkungen und Anwendungsbeschränkungen

Wenn man kolloidales Silber „mit Bedacht gebraucht" – so Pies und
Reinelt –, sind Nebenwirkungen kaum zu befürchten. Auch von
Wechselwirkungen mit anderen Präparaten weiß man bislang nichts.
Das Silber beeinträchtigt weder körpereigene Enzyme (s. Anhang,
Lexikon) noch den Magen. Schließlich ist es ja auch keine chemisch
hergestellte künstliche Substanz.

In einem Fall darf man es aber generell nicht verwenden: bei einer
fortgeschrittenen, schweren Funktionseinschränkung der Niere, der
sogenannten Niereninsuffizienz. In diesem Fall kann es zu der sogenannten „Argyrie" kommen, eine nicht wieder rückgängig zu
machende grau-bläuliche Verfärbung von Haut und Schleimhäuten.
Das bedeutet aber auch: Eine Überschreitung der angegebenen Dosierung sollte man tunlichst unterlassen. Es sollte gezielt und nur bei
Bedarf über einen kurzen Zeitraum in kleinen Mengen eingenommen
werden. In diesen Fällen kennt man keine oder allenfalls leichte
Nebenwirkungen. Für kolloidales Silber hat man die Hautverfärbun-
gen bisher nicht nachgewiesen. Sie stehen in Zusammenhang mit der
Einnahme von nicht kolloidalem Silberwasser.

Leidet man unter einer Autoimmunerkrankung, z. B. Multiple
Sklerose, sollte man vor der Anwendung seinen Arzt fragen oder
vorsichtshalber auf die Einnahme von kolloidalem Silber verzichten.

Auch in den Enddarm gelangt kolloidales Silber in der Regel nicht,
sodass die erwünschten Bakterien im Dickdarm normalerweise verschont bleiben. Es wird schon vorher im Dünndarm aufgenommen
und gelangt dann in die Blutbahn oder die Lymphe.

Soll das Silber dennoch im Dickdarm wirksam werden, muss man es möglichst schnell mit viel Flüssigkeit trinken. Damit verhindert man, dass es schon vorher vollständig aufgenommen wird. Im Anschluss daran muss die natürliche Darmflora mithilfe von Joghurt oder Ähnlichem regeneriert werden.

Resistenzen gegen kolloidales Silber gibt es zwar, sie sind aber sehr selten. Das mag daran liegen, dass es – vergleichbar mit Heilpflanzen – auf mehreren Ebenen wirkt, übliche Substanzen aber nur einen einzigen Wirkmechanismus haben. „Bei antibiotikaresistenten Bakterienstämmen kristallisiert es sich mehr und mehr als die Alternative schlechthin heraus", so Pies und Reinelt. Im Folgenden wird zusammenfassend aufgezeigt, gegen welche Viruserkrankungen man mithilfe von kolloidalem Silber vorgehen kann.

Haltbarkeit

Normalerweise setzt sich bei Gemischen das schwerere Teilchen am Gefäßboden ab. Dies ist bei den Silberkolloiden nicht der Fall, da sich die elektrisch geladenen Partikel gegenseitig abstoßen und in der Schwebe halten. Diese Ladung geht jedoch mit der Zeit verloren, vor allem durch Lichteinfluss. Deshalb sollte kolloidales Silber immer lichtgeschützt aufbewahrt werden und ist generell nur ein Vierteljahr verwendbar.

Standardtherapie

Als übliche Dosierung werden 2 Milliliter Silberwasser von 25 ppm kolloidalem Silber pro Kilogramm Körpergewicht verwendet. Dabei trinkt man das kolloidale Silber schluckweise auf nüchternen Magen. Damit verhindert man, dass es mit Nahrungsmitteln unerwünschte Verbindungen eingeht. Zusätzlich erreicht man damit, dass es vollständig in den oberen Dünndarmabschnitten aufgenommen wird und im Dickdarm damit keine darmfreundlichen Bakterien abtötet. Anschließend wartet man noch 30 Minuten, dann kann man frühstücken. Zehn Minuten vor und nach der Einnahme sollte man kein

Mineralwasser trinken. Je nach Beschwerdebild muss man auch eine etwas höhere Dosis verwenden, bei anderen Keimen reicht eventuell eine geringere aus.

Die Standardtherapie besteht darin, 3 Tage lang morgens, mittags und abends je 100–150 ml 25 ppm kolloidales Silberwasser zu trinken. Diese Therapie setzt man bis zur Symptombesserung mit jeweils morgens und abends 100–150 ml fort. In den meisten Akutfällen startet man mit einer Dosierung von 3-mal täglich 200 ml zu 25 ppm und fährt dann niedriger dosiert fort. Wenn man einer Viruserkrankung vorbeugen will, kann man über 2–4 Wochen morgens und abends je 100 ml zu 25 ppm zu sich nehmen. Von einer Dauertherapie ohne besonderen Grund wird abgeraten. Haben sich die Beschwerden nach einwöchiger Einnahme von kolloidalem Silber nicht gebessert, sollte man auf jeden Fall einen Arzt oder Heilpraktiker zurate ziehen.

Äußerliche Anwendung

Äußerlich wendet man kolloidales Silber z.B. bei Warzen und Herpesbefall an. Dafür nutzt man in der Regel höhere Konzentrationen als bei einer Einnahme. Zur Anwendung kommt ein Tupfer, der mit ca. 50 ppm Silberwasser getränkt ist und mit einer Mullbinde befestigt wird, die auch über Nacht auf der Warze oder anderen Hautausschlägen verbleibt. Entsprechend dem Ausmaß der Erkrankung erfolgt zwei- bis dreimal täglich ein Verbandswechsel.

Bei Augen- oder Ohrenproblemen empfiehlt es sich, 25 ppm Silberwasser in eine Pipettenflasche zu geben und zwei- bis dreimal täglich einige Tropfen in das Auge oder Ohr einzuträufeln.

Behält man das Silberwasser vor dem Schlucken etwas im Mund und unter der Zunge, nimmt man einen Teil des Silbers bereits über die Mundschleimhaut auf. Damit schont man den Magen.

Bei meldepflichtigen Krankheiten, wie Mumps, Scharlach oder Windpocken usw., muss auf alle Fälle ein Arzt hinzugezogen werden.

Mithilfe der Standardtherapie kann man folgende Krankheiten, die durch Viren verursacht sind, behandeln: Bronchitis, Grippe, Heiserkeit, Husten, Kehlkopf- und Rachenentzündung.

Atemwegserkrankungen

Man kann das Silberwasser sogar inhalieren. Möglich ist das mit einem Ultraschallvernebler. Man darf jedoch kein Gerät verwenden, das durch Silberablagerungen verunreinigt wird. Das heißt: Man muss sich beim Gerätehersteller erkundigen, ob entsprechende Erfahrungen vorliegen. Folgende Anwendungen bei Viren kennt man:

Bronchitis

Bei chronischer Bronchitis berichten Anwender ebenfalls von der positiven Wirkung des kolloidalen Silbers. Im Akutfall scheint die 3-mal tägliche Einnahme von 20 ml zu 25 ppm über einen Zeitraum von einer Woche gut zu helfen; anschließend reicht die 2-mal tägliche Einnahme bis zum Abklingen der Symptome.

Grippaler Infekt (Erkältung)

Man kann einen grippalen Infekt mit kolloidalem Silber verhindern. Dafür trinkt man 3 Tage lang morgens, mittags und abends je 100–150 ml kolloidales Silber zu 25 ppm, anschließend bis zur Symptombesserung 2-mal täglich 100–150 ml. Außerdem hilft es, vor dem Schlucken gründlich mit dem Silberwasser zu gurgeln.

Auch das Inhalieren einer kolloidalen Silberlösung zu 25 ppm hilft.

Zur Vorbeugung eines Erkältungsinfektes nimmt man 50 ml kolloidales Silber zu 20 ppm ein und bleibt so den ganzen Winter von Erkältungen verschont.

Grippe

Dass eine Grippe (*Influenza epidemica*) im Grunde nach ein bis zwei Wochen wieder vorbei ist, weiß man. Bekannt ist aber auch, dass sie unter Umständen lebensgefährlich werden kann, insbesondere, wenn eine Lungenentzündung folgt.

Nimmt man die Standardmedikation des kolloidalen Silbers bei aufkeimenden Anzeichen ein, kann man ein sofortiges Verschwinden der Symptome erreichen.

Halsentzündung und Halsschmerzen

Haben sich Hals- und Rachenschleimhaut entzündet, mit Schluckbeschwerden und weiteren Symptomen, kann man mehrmals täglich mit 20 ml kolloidalem Silber zu 25 ppm gurgeln und es anschließend schlucken. Diese Therapie kann man unterstützen, indem man 2-mal täglich 100 ml kolloidales Silber zu 25 ppm trinkt, bis die Symptome abgeklungen sind.

Schnupfen

Bei Schnupfen (*Rhinitis*) empfiehlt sich 3- bis 6-mal täglich mehrere Tropfen kolloidales Silber zu 25 ppm in jedes Nasenloch zu träufeln und sie nach Möglichkeit hochziehen. Zusätzlich trinkt man 3 Tage lang morgens, mittags und abends je 100–150 ml kolloidales Silber zu 25 ppm, danach bis zur Symptomverbesserung täglich 2-mal 100–150 ml. Zwischendurch empfiehlt es sich, mit Silberwasser zu inhalieren.

Man kann auch Watte mit dem Silberwasser tränken bzw. gut anfeuchten und dies in ein Nasenloch geben. Dort belässt man es und atmet durch das nicht verschlossene. Dies soll den Schnupfen beseitigen, wenn man bei den ersten Anzeichen beginnt.

Auch als Nasentropfen kann man das Silberwasser nutzen, indem man 25 ppm kolloidales Silber in ein entsprechendes Fläschchen gibt, das man in der Apotheke kaufen kann. Dann gibt man 3-mal täglich 2–4 Tropfen in die Nase.

Warzen

Um Warzen den Garaus zu machen, sollte man sie täglich mit kolloidalem Silber zu 25 ppm abtupfen. Außerdem trinkt man 3 Tage lang morgens, mittags und abends je 150 ml kolloidales Silber zu 25 ppm. Bis zur Symptomverbesserung trinkt man dann täglich 2-mal 100 ml.

Was man unterlassen sollte, ist die Warzen blutig zu kratzen. Das verschlimmert den Zustand und behindert die Abheilung.

Dornwarzen

Auch diese unangenehmen Virusentwicklungen kann man mit Silberwasser kurieren. Dafür tränkt man einen Wattebausch mit 50 ppm kolloidalem Silber, legt ihn auf die Warze und fixiert das Ganze mit einem Heftpflaster über Nacht. Zusätzlich trinkt man 3 Tage lang morgens, mittags und abends je 100–150 ml kolloidales Silber zu 25 ppm, anschließend bis zur Symptombesserung täglich 2-mal 100–150 ml.

Feigwarzen

Auch Feigwarzen (Feuchtwarzen, Kondylome) können mit Silberwasser behandelt werden. Die Inkubationszeit (Dauer von der Ansteckung bis zum Ausbruch der Krankheit) für diese lästigen Hauterkrankungen beträgt zwischen 4 Wochen und bis zu 18 Monaten! Ja, man befürchtet sogar einen Zusammenhang mit Gebärmutterhalskrebs. Entsprechend sollte man sich bei der jährlichen Krebsvorsorge auch daraufhin untersuchen lassen, zumal man die Warzen mit Silberwasser relativ problemlos behandeln kann. Dies geschieht, indem man die Hautveränderungen mehrmals täglich mit 25 ppm kolloidalem Silber betupft und über Nacht mit satt getränkten Tupfern behandelt. Falls nötig, kann man das Ganze mit Intimeinlagen abdecken. Zusätzlich wird die übliche Silberlösung getrunken.

Gürtelrose

Bei Gürtelrose (*Herpes zoster*) werden silbergetränkte Kompressen (50 ppm kolloidales Silber) aufgelegt und mit einer Mullbinde fixiert. Zusätzlich sollte man mehrmals täglich die betroffenen Hautbereiche damit betupfen. Außerdem 3 Tage lang morgens, mittags und abends je 100–150 ml kolloidales Silber trinken. Bis zur Symptombesserung nimmt man anschließend noch 2-mal täglich 100–150 ml zu sich.

Lippen- und Genitalherpes

Die lästigen Bläschen des *Herpes simplex* wird man am ehesten wieder los, wenn man beim Auftreten des ersten Juckreizes kolloidales Silber verwendet. Dann kann der Ausbruch oft ganz verhindert oder zumindest können Intensität und Dauer der Krankheit abgeschwächt werden. Auch die Rückbildung der Bläschen wird positiv beeinflusst und sie verschwinden in der Hälfte der sonst üblichen Zeit wieder.

Dafür tupft man mehrmals täglich mit einem mit Silberwasser (25 ppm) getränkten Läppchen oder Wattebausch die betroffenen

Stellen vorsichtig ab. Außerdem trinkt man zusätzlich 3 Tage lang morgens, mittags und abends je 100–150 ml kolloidales Silber zu 25 ppm. Bis sich die Symptome gebessert haben, trinkt man dann noch 2-mal täglich 100–150 ml.

Magen-Darm-Grippe

Der Dickdarm kann das Wasser nicht mehr ausreichend aus dem Speisebrei aufnehmen. Die Folge: ein wässriger Stuhl der sogar blutig, eitrig oder schleimig sein kann. Auch Krämpfe können auftreten. Bei anhaltendem Durchfall können die großen Flüssigkeitsverluste problematisch werden und der Verlust lebenswichtiger Mineralstoffe ebenfalls (Magnesium, Kalzium, Natrium, Kalium).

Auch hier kann man mit Silberwasser helfen: Dafür ist es erforderlich, dass man 3 Tage lang morgens, mittags und abends jeweils 100–150 ml kolloidales Silber zu 25 ppm trinkt. Anschließend nimmt man 2-mal täglich 100–150 ml zu sich. Möglicherweise reichen auch schon zwei Tage aus, um die Symptome zu beseitigen.

Masern

Um Kindern zu helfen, werden bei Masern (*Morbilli*) täglich morgens, mittags und abends je 10–20 ml kolloidales Silber zu 25 ppm verabreicht.

Mumps

Gegen Mumps (Ziegenpeter) gibt man dem kranken Kind 3-mal täglich 2 ml kolloidales Silber zu 25 ppm pro Kilogramm Körpergewicht.

Pfeiffersches Drüsenfieber

Auch Pfeiffersches Drüsenfieber (*Mononucleosis infectiosa*) wird durch bestimmte Herpesviren ausgelöst. Übertragen wird das Virus wohl meist durch Küssen. Die Folge sind geschwollene Lymphknoten, hohes Fieber sowie Kopf-, Glieder- und Halsschmerzen. In erster Linie sind Jugendliche die Opfer.

Dagegen hilft kolloidales Silber zu 25 ppm. Morgens, mittags und abends werden je 100–150 ml getrunken, bis zur Symptombesserung anschließend 2-mal täglich 100–150 ml. Bevor man das Silberwasser schluckt, kann man damit gurgeln.

Röteln

Bei Röteln (*Rubella, Rubeola*) hilft es, 3 Tage lang morgens, mittags und abends jeweils 100 ml kolloidales Silber zu 25 ppm zu trinken. Anschließend reduziert man bis zur Symptombesserung auf die 2-mal tägliche Einnahme von 100 ml. Bei Kindern sollte man jedoch 2 Milliliter pro Kilogramm Körpergewicht als Tagesdosis nicht überschreiten.

Dazu kommen mit 25 ppm Silberwasser getränkte Kompressen, die man als Auflagen verwendet.

Bei Juckreiz hilft eine Salbe aus der Apotheke, die Dulcamara (Nachtschattengewächs, *Solanum dulcamara*) enthält.

Windpocken

Bei Windpocken (Wasserpocken, Varizellen) trinkt man am besten morgens, mittags und abends jeweils 100 ml kolloidales Silber zu 25 ppm. Anschließend – bis sich die Symptome gebessert haben – nimmt man 2-mal täglich 100 ml zu sich. Bevor man das Silberwasser trinkt, kann man damit gurgeln. Auch hier gilt: Kinder sollten nur 2 Milliliter kolloidales Silber pro Kilogramm Körpergewicht als Tagesdosis erhalten.

Davon abgesehen können die befallenen Hautareale mit einem mit kolloidalem Silber (25 ppm) getränkten Läppchen betupft werden.

Aids

Eine alternative Heilmethode für Aids ist die Verwendung von kolloidalem Silber zwar nicht, aber eine Implantation von Silberelektroden bei drei Aids-Patienten, die im Sterben lagen, sei dennoch erwähnt. Das Silber gelangte unmittelbar in die Blutbahn und alle drei Patienten erholten sich innerhalb von zwei bis fünf Tagen. Die Anzahl der Viren konnte stark reduziert werden. Bei sieben anderen Aids-Patienten wurde durch die tägliche Einnahme von etwa 60 Milliliter kolloidalem Silber innerhalb von vier Monaten die T-Lymphozytenzahl um etwa 40 Prozent erhöht.

Ein anderes Einsatzgebiet sind sogenannte Sekundärinfektionen. Bei HIV-Infizierten rufen ansonsten harmlose Keime aufgrund des geschwächten Immunsystems Krankheiten hervor, die bei Gesunden kein Problem darstellen. Dazu gehören zum Beispiel Zytomegalie- und Herpes-simplex-Viren.

Diese und viele weitere Anwendungsbeispiele finden Sie in dem Buch *Kolloidales Silber* von Pies und Reinelt (ebenfalls bei VAK erschienen).

Kolloidales Silber hilft bei folgenden Viruserkrankungen

– Warzen (Dorn- und Feigwarzen)
– Grippale Infekte mit Atemwegserkrankungen wie Bronchitis und Schnupfen
– Grippe mit Halsentzündung und -schmerzen
– Gürtelrose
– Herpes simplex (Lippen- und Genitalherpes)
– Masern
– Magen-Darm-Grippe
– Mumps
– Pfeiffersches Drüsenfieber
– Röteln
– Windpocken
– Aids-Folgeerkrankungen

DIGESTIVE

ANTIRHEUMATIC

CARMINATIVE

ANALGESIC

XPECTORANT

Teil VIII
Gesamtregister
der
Krankheiten

CICATRIZING

ETOXIFYING

DIGESTIVE

SEDATIVE

ANTISEPTIC

ANTI-INFLAMMATORI

DEPURATIVE

Gesamtregister der Krankheiten mit Verweis auf die jeweilige Heilpflanze oder -methode

Halsschmerzen und/oder Entzündung

Eibischwurzel und -blätter 63, 154, 187

Eisenkraut 156, 187

Fenchel 137, 142

Kamillentee 62, 162, 188

Molkenkonzentrat 62

Propolis 63, 169, 189

Salbeiblätter 62, 170ff., 189

Spitzwegerichkraut 173, 190

Tawari amarillo und negro 130f., 134

Thymiankraut 62, 182, 190

Umckaloabowurzel 63, 184, 190

Zimt 141, 143

Nasennebenhöhlenentzündung

Eisenkraut 156f., 187

Eukalyptusöl 51, 157, 187

Grapefruitkernextrakt 61, 158f., 188

Holunderblüten 161, 178, 188

Kamillenblüten 61, 162, 188

Pfefferminzöl 61, 167, 189

Propolis 169, 189

Schlüsselblumenblüten 61, 167, 189

Umckaloabowurzel 61, 105, 184, 190

Zimt 141, 143

Rachen-, Kehlkopf- und Luftröhrenentzündung

Blutwurz 65

Kamillenblüten 64f., 162, 188

Propolis 65, 169, 189

Salbeiblätter und -öl 64f., 170, 189

Spitzwegerichkraut 64f., 173, 190

Thymiankraut 182, 190

Umckaloabowurzel 64f., 184, 190

Grippe

Chancapiedra 125, 134

Eichenrinde 156, 187

Fenchel (überwiegend vorbeugend) 137, 142

Galgant 137f., 143

Grapefruitkernextrakt 158f., 188

Grüner Tee (überwiegend vorbeugend) 159, 188

Holunderblüten und -beeren 161f., 188

Melissenblätter 165f., 188

Primelwurzel und -blüten 57f., 105, 167f, 189

Shiitake 147, 150

Sonnenhut (vorbeugend) 172, 189

Süßholzwurzel 49, 57ff., 105f., 155, 174f., 177ff., 190

Tawari amarillo und negro 130f., 134

Thymiankraut 59, 65, 105f., 154f., 162, 167, 182f., 190

Zitronenverbene 142f.

Anhang

Lexikon

adstringierend: das Gewebe zusammenziehend

Alkaloide: Vorwiegend gesundheitsschädliche, stickstoffhaltige Verbindungen, zumeist pflanzlicher Herkunft, zu denen auch Rausch- und Heilmittel gehören. Auch Nikotin gehört in diese Substanzklasse.

Antioxidanzien: Antioxidanzien sind Schutzstoffe, die die chemische Reaktion mit Sauerstoff hemmen.

Arzneibuchqualität (DAB oder Ph. Eur.): Viele Kräuter, Tees und Teemischungen mit heilender Wirkung bekommt man günstig zum Teil auch im Lebensmittelhandel, Discounter, in manchen Bioläden und Bio-Supermärkten oder Drogerien. Manchmal reichen jedoch einfache Tees oder andere Kräuter, die als Lebensmittel deklariert sind, nicht aus. In diesen Fällen muss man auf Arzneipflanzen zurückgreifen. Sie kauft man am besten in der Apotheke, im Reformhaus oder sonstigen Händlern, bei denen Sie sicher sein können, dass die Pflanzen Arzneibuchqualität (DAB = Deutsche Arzneibuchqualität oder Ph. Eur. = Europäische Arzneibuchqualität) aufweisen. Nur diese Qualität garantiert einen ausreichenden Wirkstoffgehalt. Sie wird entweder infolge von Prüfungen in der Apotheke oder auch durch spezielle Untersuchungslaboratorien getestet und garantiert. Auch auf Identität, Pestizide sowie Reinheit wird geprüft und auf spezielle Inhaltsstoffe wird Wert gelegt. Kamillentee sollte zum Beispiel als arzneilicher Tee nur Kamillenblüten aber kein Kamillenkraut enthalten, ein Arzneipfefferminztee nur Blätter aber keine Stängelanteile.

auswurffördernd: Der in den Atemwegen befindliche Schleim kann schneller und leichter abgehustet werden.

Coxsackie-Viren: Coxsackie-Viren gehören zu den RNA-Viren, der Gattung Enterovirus und Familie *Picornaviridae*. Sie rufen vor allem Erkältungen, virale Hirnhautentzündung und eine entzündliche Erkrankung des Herzmuskels hervor. Ihr Name stammt vom Ort der Entdeckung (Coxsackie bei New York).

Enzyme: Das sind Eiweißverbindungen, die dafür sorgen, dass die zahlreichen biochemischen Prozesse in Lebewesen in die für den jeweiligen Organismus vorteilhafte Richtung laufen. Kurz kann man sie auch als „Steuerungsstoffe" bezeichnen.

Immunmodulatoren: Unter Immunmodulatoren versteht man Arzneistoffe oder physikalische Reize (Wärme, Kälte), die das Immunsystem beeinflussen. Dies kann in zwei Richtungen erfolgen:

Immunstimulation: Verstärkung des Immunsystems

Immunsuppression: Abschwächen oder Unterdrücken des Immunsystems

Insbesondere bei der Immunstimulation müssen Patienten mit Autoimmunerkrankungen (z. B. MS) oder Allergiker aufpassen, denn ihr Immunsystem ist bereits zu stark aktiviert, sodass eine weitere Verstärkung auf keinen Fall erfolgen sollte. Auch bei Krankheiten wie Tuberkulose, Leukämie, Aids oder bei chronischen Viruserkrankungen sollte man sie nicht verwenden.

Bei Gesunden können Immunstimulatoren wie der Sonnenhut möglicherweise eine aufkommende Erkältung verhindern. Lange sollte man Immunmodulatoren generell nicht einsetzen, da man dann eventuell das Gegenteil der erwünschten Wirkung erreicht. So schwächt eine dauerhafte Anwendung möglicherweise das Immunsystem.

Zu den Immunmodulatoren mit stimulierender Wirkung gehören zum Beispiel die Wurzel der Heilpflanze *Echinacea pallida* und das Kraut der *Echinacea purpurea*.

Interferone: Man kann Interferone auch als körpereigene Abwehrverstärker bezeichnen. Das Wort kommt von lateinisch *interferre* für „eingreifen", „sich einmischen". Es handelt sich um Eiweißverbindungen oder Zuckereiweißverbindungen, die eine immunstimulierende, vor allem antivirale und antitumorale Wirkung haben. Sie werden als körpereigene Gewebehormone in menschlichen Zellen gebildet, vor allem von weißen Blutkörperchen (Lymphozyten).

Kolloid: Unter einem Kolloid versteht man ein System unterschiedlicher Bestandteile (z. B. Wasser und Silber) in verschiedenen

Phasen (z. B. flüssig und fest), wobei die Teilchen unlöslich sind. Beispiele von Kolloiden, die Sie kennen, sind frisch gepresster Orangensaft, Rauch oder Nebel.

Liniment: Linimente (lat. *linere* für „schmieren") sind mehr oder weniger salbenartige Mischungen, welche zu Einreibungen dienen und meist aus fetten Ölen mit reizenden oder aromatischen Stoffen hergestellt werden.

Membranen (auch Zell- oder biologische Membranen): Jede Zelle - also die kleinste, abgeschlossene Einheit des menschlichen und auch des tierischen Körpers - ist durch eine Membran (dünne Wand) von der nächsten Zelle und der Umgebung abgegrenzt.

Phagozyt: Ein Phagozyt (von altgriechisch *phagein* für „essen" und *kýtos* für „Höhlung", „Gefäß", „Hülle") ist eine sogenannte „Fresszelle" unseres Immunsystems, die belebte oder unbelebte Gewebs- oder andere Teile aufnehmen und verdauen kann. Auch die sogenannten Granulozyten gehören zu den „Fresszellen".

Pflanzenstoffe, sekundäre: Fülle sehr unterschiedlicher Verbindungen, die nur in sehr geringen Konzentrationen (maximal bis zu einigen Gewichtsprozenten aller Inhaltsstoffe, den Wassergehalt bereits abgezogen), nur in Pflanzen (Ausnahme: Milch) vorkommen, beim Menschen eine medizinische Wirkung ausüben und Bestandteil zahlreicher Arzneimittel sind. Die Pflanze benötigt sie nicht unbedingt zum Überleben. Nehmen wir sie nicht zu uns, führt dies nicht zu akuten Mangelerscheinungen, aber es erhöht sich nach gängiger wissenschaftlicher Meinung langfristig das Risiko, bestimmte Krebsformen zu entwickeln. Es gibt mehr als 30 000 verschiedene sekundäre Pflanzenstoffe. Davon kennen wir vermutlich etwa 40 Prozent.

Radikale, freie: Hier handelt es sich um sehr reaktionsfreudige, aggressive, instabile Sauerstoffmoleküle, die in gesunden Zellen Entartung, Funktionsverlust und Entzündungsreaktionen hervorrufen können.

resistent: Nicht nur Bakterien, auch Viren können gegen einen Wirkstoff (Antibiotikum bzw. Virostatikum) resistent (unempfindlich) werden. Das heißt, man kann sie damit nicht mehr abtöten, eventuell werden sie sogar abhängig davon. Gerade Viren, die sich mehr als zahlreich vermehren, können resistent werden, indem sie kurzerhand ihr Erbgut verändern. Das geht bei ihrer Vermehrungsrate (bis zu 500 neue Viren pro befallener Zelle innerhalb von 20 Minuten) sogar recht schnell. Manchmal ist nicht einmal ein Tag dafür erforderlich.

Schmierinfektion: Übertragung von Krankheitserregern durch Berührung eines kranken Lebewesens oder eines Gegenstandes, der mit Krankheitserregern verschmutzt ist.

Vesicular-stomatitis-Virus (VSV): Das Vesicular-stomatitis-Virus (VSV), korrekter „Vesicular stomatitis Indiana virus" (VSIV), stammt aus der Familie der *Rhabdoviridae* und ist der Erreger einer Infektionskrankheit bei Huftieren. Diese können den Menschen anstecken, wodurch es zu leichten grippalen Symptomen und selten Mundbläschen und Schwellung der Lymphknoten kommt.

virustatisch: Die Vermehrung von Viren verhindernd.

Zelle (Körperzelle): Eine Zelle (lateinisch *cellula* = kleine Kammer) ist die kleinste lebende Einheit aller Organismen mit Zellaufbau, inkl. Bakterien, jedoch keine Viren usw. Dabei gibt es einzellige Lebewesen (die sogenannten Einzeller) und mehrzellig aufgebaute Organismen (sogenannte Mehrzeller). Besteht ein Lebewesen aus zahlreichen Zellen (Vielzeller), können diese zu funktionellen Einheiten verbunden sein und dadurch Gewebe bilden. Dies gilt zum Beispiel für den Menschen, dessen Körper aus mehreren hundert verschiedenen Zell- und Gewebetypen besteht. Die Zellen von Vielzellern haben größtenteils ihre Fähigkeit verloren, für sich allein leben zu können, und haben sich auf eine Arbeitsteilung in Geweben spezialisiert. Bakterien sind Einzeller. Viren haben keinen zellulären Aufbau.

Zytostatika: Substanzen, die das Zellwachstum beziehungsweise die Zellteilung hemmen. In der Regel werden sie zur Krebsbehandlung und zum Teil auch zur Behandlung von Autoimmunerkrankungen eingesetzt.

Quellen

3sat: „Mein Körper – mein Feind", Autoimmunerkrankungen auf der Spur",
　　www.3sat.de/page/?source=/wissenschaftsdoku/sendungen/186723/
　　index.html & „scobel"

AltaMediNet GmbH: „Windpocken", www.naturheilmagazin.de/natuerlich-
　　heilen/krankheiten-a-bis-z/windpocken.html

APONEO Apotheke, Konstantin Primbas e.K. Berlin, eingesehen 10/16:
　　– „Pfeiffersches Drüsenfieber", www.aponeo.de/themen/pfeiffersches-
　　　druesenfieber.html"
　　– „Pfeiffersches Drüsenfieber bei Kindern".-
　　　www.aponeo.de/themen/pfeiffersches-druesenfieber-
　　　kindererkrankunge.html

Apothekenumschau, Wort & Bild Verlag Konradshöhe GmbH & Co. KG Baier-
　　brunn:
　　– „Gürtelrose (Herpes zoster)", 12/14, www.apotheken-
　　　umschau.de/Guertelrose
　　– „Pfeiffersches Drüsenfieber (Mononukleose)", aktualisiert 8/16,
　　　www.apotheken-umschau.de/Pfeiffersches-Druesenfieber
　　– „Warzen (Verrucae)", 9/14, www.apotheken-umschau.de/haut/warzen

Beyer D (Chefredakteurin), Naturheilkunde Journal – Das Fachmagazin für
　　Naturheilkunde Komplementärmagazin und konventionelle Medizin,
　　Mediengruppe Oberfranken – Fachverlage, Kulmbach:
　　– Bastigkeit M: „Kalt erwischt? Natürliche Infektprophylaxe", 2/16
　　– Baumgart G: Interview mit Dr. Hartmut Dorstewitz: „Impfen, ja oder
　　　nein?" 3/16
　　– Hartmann K: „Wie sicher sind moderne Impfstoffe wirklich?
　　　Eine aktuelle Betrachtung" 3/16
　　– Prof. Wenderlein J M: „Zervixkrebs: vor HPV-Impfung über Vorsorge
　　　und Absolut-Zahlen aufklären", 3/16

Büscher T: „Heilung aus dem Regenwald" – ein Nachschlagewerk für den
　　botanischen Garten der Fundación Ecológica Curiquingue, Bachelor-
　　arbeit an der Fachhochschule Eberswalde 2007

Carstens-Stiftung:
　　– „Heftige Grippe-Saison befürchtet – Hygiene-Tipps und Hausmittel
　　　zur ergänzenden Behandlung" .- 1/15, www.carstens-stiftung.de/
　　　artikel/heftige-grippe-saison-befuerchtet.html
　　– „Grüner Tee gegen Hepatitis C", 9/12, www.carstens-stiftung.de/
　　　artikel/gruener-tee-gegen-hepatitis-c.html
　　– „Geranie rückt Viren zu Leibe", 11/11, www.carstens-stiftung.de/
　　　artikel/geranie-rueckt-viren-zu-leibe.html
　　– „Grüner Tee schützt vor Grippe", 6/11, www.carstens-stiftung.de/
　　　artikel/gruener-tee-schuetzt-vor-grippe.html

– *„Mariendistel einmal anders"*, 12/11, www.carstens-stiftung.de/artikel/silymarin-einmal-anders.html

Damas S: „Ursachen der Multiplen Sklerose: Irrtum des Immunsystems", WDR Köln, Rundfunk, 6/15, www1.wdr.de/radio/wdr5/sendungen/-leonardo/ursachen-ms-100.html

Eickhoff S: „Wirkstoffe aus Braunalgen hemmen die Vermehrung von HIV-Viren", Öffentlichkeitsarbeit des Leibniz-Zentrums für Marine Tropenökologie (ZMT), 11/14, https://idw-online.de/de/news611582

Euroapon.de: Beschreibung für Quentakehl D4 Kapseln, Pflichttext, s. www.eurapon.de/quentakehl-d-4-kapseln-04457038/, heruntergeladen 11/16

Euroapon.de: Camp D30 Ampullen, PZN: 01884018, Vertrieb: Biologische Heilmittel Heel, Baden-Baden; www.apo-rot.de/index_details_drucken.html;jsessionid=A4A98289C6392F0280B 1AD1B8476F338.tcn-7?_filterartnr=1884018&_random=-369912198, heruntergeladen 11/16

Expertengespräch mit Prof. Dr. Stephan Pleschka, Virologe an der Universität Gießen: Lungenepithelzellen-Studie der Universität Gießen belegt: „Senfölmischung hemmt Vermehrung des Influenzavirus um nahezu 100 %", *der niedergelassene arzt* 11/2012

FEH (European Herbalist Federation): „Tamariske Glycerinmazerat – bio", heruntergeladen 10/16, www.santi-shop.eu/de/p818-Tamariske-Glycerinmazerat-bio-Herbalgem.html?showall=1

Fischer C: „1.5 Genetik von Bakterien und Viren 1.5.3 Bau und Vermehrung von Viren, Transduktion", www.biokurs.de/skripten/13/bs13–9.htm

Flemmer Dr. Andrea:
– „Erkältungskrankheiten natürlich behandeln", Michael Verlag, Peiting, 1. Aufl. 2016
– „Apotheke Regenwald", naturaviva-Verlag, 2009
– „Magen- und Darmerkrankungen natürlich behandeln" (2011)
– „Krebs natürlich behandeln" (2012)
– „Bluthochdruck natürlich behandeln" (2013)
– „Entzündliches Rheuma natürlich behandeln" (2. Aufl. 2016) (alle: Schlütersche Verlagsgesellschaft mbH, Hannover)
– „Lakritze, nur für Naschkatzen oder auch ein Medikament?", *kinderkrankenschwester* 1/10, Heft 3, Max Schmidt-Römhild Verlag, Lübeck
– „Pflanzliche Antibiotika: Eine sanfte Alternative", *kinderkrankenschwester* 7/15, Max Schmidt-Römhild Verlag, Lübeck
– Dr. Andrea Flemmer: „Schilddrüsenprobleme natürlich behandeln", schlütersche Verlagsgesellschaft mbH & Co KG, 2014

Frink K: „Warzen – was hilft wirklich?", br-online 4/10, www.br-online.de/bayerisches-fernsehen/gesundheit/gesundheit-wellness-warzen-warze-ID1247581152887.xml

Gesundpedia.de: „Hausmittel gegen Gürtelrose", Med. Qualitätssicherung Dr. Nonnenmacher, 4/15, http://gesundpedia.de/Hausmittel_gegen_G%C3%BCrtelrose

Greenpeace Österreich: „Die Grüne Schatzkammer", Greenpeace, Wien, www.greenpeace.at/uploads/media/Nachhaltige_Regenwald-Nutzung.doc

Kammerlander T: „ABM Pilz (Himematsutake) – Agaricus blazei murill", Rainforest Newsletter e.V. i.Grd., www.rainforest-newsletter.de/public/lexikas/pflanzenvibel/main_pfla_01.htm

Krebsinformationsdienst Heidelberg: „Viren und Krebs", 6/13, www.krebsinformationsdienst.de/vorbeugung/risiken/viren.php

Robert Koch-Institut, Berlin:
– „Informationen zur Vermeidung von Hantavirus-Infektionen", 2010, www.rki.de/DE/Content/InfAZ/H/Hantavirus/Merkblatt_PDF.pdf?__blob=publicationFile.
– „Respiratorische Synzytial-Virus-Infektionen (RSV) RKI-Ratgeber für Ärzte", Berlin, www.rki.de/DE/Content/Infekt/EpidBull/Merkblaetter/Ratgeber_RSV.html

Kompendium: Grapefruitkernextrakt Natürliche Therapiekonzepte, Fachinformation 2012:
– Bastigkeit M: „Metabolisches Syndrom"
– Rudat K-H: „Grippe- und Erkältungsinfekte natürlich behandeln" & „Entzündungen der Nasennebenhöhlen"
– Schwarz P: „Grapefruitkernextrakt"

Kongress Report aktuell: „Neue Studie belegt: Senföle wirken auch gegen Influenza-Viren", *Der Hausarzt* 3/11

Konsensuspapier zum interdisziplinären Experten-Roundtable: „Die effektive Behandlung von Atemwegsinfektionen – Status quo und alternative Therapieansätze mit Isothiocyanaten", Interdisziplinärer Experten-Round-Table, 5/14, Frankfurt a.M.

Prof. Lelley J: „Die Heilkraft der Pilze – Wer Pilze isst, lebt länger", 4. Aufl. 2008, B.o.s.s Druck und Medien GmbH, Goch

Loncar S, Topolovec S, Kocevar Fetah M, Bácac N: „Eine Prise Weisheit – Das Geheimnis der Heilkraft der Gewürze", Verlag Jasno, Glasno, Ljubljana, Slowenien, 2014

Marbach E: „Süßholz (Glycyrrhiza glabra)", Eva Marbach Verlag, Breisach, www.heilkraeuter.de/lexikon/suessholz.htm

Müller M: „SARS", 4/15, www.netdoktor.de/krankheiten/sars/

Müller T: „Viraler Jurassic Park, Lösen urzeitliche Viren Multiple Sklerose aus?“, *Ärztezeitung* App, 1/14, www.aerztezeitung.de/medizin/krankheiten/neuro-psychiatrische_krankheiten/multiple_sklerose/article/852795/viraler-jurassic-park-loesen-urzeitliche-viren-ms.html

Nachtigall G, Pressestelle Julius Kühn-Institut: „Virus mit Handicap“, 10/14, Bund.forsch.inst. f Kulturpflanzen, www.jki.bund.de/index.php id=940&no_cache=1&press_id=247

Nagel G: „Viren – eine Einführung“, 12/10, www.onmeda.de/krankheitserreger/virusinfektion-weitere-informationen-1239-3.html

Natura Foundation: „Alpha-Liponsäure“, www.naturafoundation.net/monografie/Alpha_Lipons%C3%A4ure.html

NetDoktor.de GmbH, München: „Lysin“, http://medikamente.netdoktor.de/wirkstoffe/lysin/

Oro Verde, unter *www.oroverde.cz*

Pantleon E: „Süßholz – die Arzneipflanze des Jahres 2012“, PhytoDoc Limited, Heidelberg, www.phytodoc.de/heilpflanzen/suessholz-die-arzneipflanze-des-jahres-2012

paradisi.de, Forum: Sandra zum Pfeifferschen Drüsenfieber, OC Projects, Optendrenk & Calinski GmbH, Kaarst, 8/13, ww.paradisi.de/Health_und_Ernaehrung/Erkrankungen/Pfeiffersches_Druesenfieber/Forum/171223.php

Pies J.- VAK Verlags GmbH, Kirchzarten:
– „Wasserstoffsuperoxid“ (2015), 5. Aufl.
– „Immun mit kolloidalem Silber“ (2015), 20. Aufl.
– „Alpha-Liponsäure – das Multitalent“ (2015), 5. Aufl.

Pies J & Reinelt U: „Kolloidales Silber“, VAK Verlags GmbH, Kirchzarten, 10. Aufl. 2015

Rebensburg S: „Neue Ansätze zur Hemmung der HIV-Replikation“, Dissertation der Fakultät für Biologie der LMU München, 5/15

Prof. Dr. Dr. Heinz Schilcher: „Kleines Heilkräuter-Lexikon“, Walter Hädecke Verlag Gesundheit, Weil der Stadt, 5. Aufl. 2008

Schilcher H, Kammerer S, Wegener T: Leitfaden Phytotherapie, 4. Aufl. 2010, Urban & Fischer Verlag bei Elsevier München

Schwarz P: „Grapefruitkernextrakt“, Kompendium: Grapefruitkernextrakt Natürliche Therapiekonzepte, Fachinformation

Seidel M: „Drei-Tage-Fieber“, www.netdoktor.de/krankheiten/drei-tage-fieber/

Selbsthilfegruppe Bornavirus, Borreliose und Co-Infektionen + Bundesverband Zecken-Krankheiten e.V. Bensheim: „Borreliose und Co-Infektionen – Chronische Infektionen Ernährung und Nahrungsergänzungsmittel – L-Lysin und sein Antagonist Arginin", aktualisiert 11/13, www.shg-bergstrasse.de/html/ernaehrung.html

Servus TV: „Der menschliche Körper – Wie wir die Umwelt besiegen", Sendung 8/16, www.servustv.com/at/Medien/Der-menschliche-Koerper3

Souci, Fachmann, Kraut, Kirchhoff: „Der kleine Souci/Fachmann/Kraut", Lebensmitteltabelle für die Praxis, Wissenschaftl. Verlagsges., 2009, 4. Aufl.

Stiftung Warentest, Berlin:
- „Keime in der Küche: So bekämpfen Sie die Krankmacher", 2/12, www.test.de/Keime-in-der-Kueche-So-bekaempfen-Sie-die-Krankmacher-4334068-0/
- „Grippeschutzimpfung: Für wen der Gang zum Arzt sinnvoll ist", 10/15, www.test.de/Grippeschutzimpfung-Fuer-wen-der-Gang-zum-Arzt-sinnvoll-ist-4624021-0/

symptome.ch – Das Ende der Symptombekämpfung: „cAMP D 30 – subkutan und oral", Diskussion, www.symptome.ch/vbboard/cfids-cfs-me/93030-camp-d-30-subkutan-oral.html

Umckaloabo – Pelargonium sidoides Extrakt (EPS® 7630) – Wissenschaftliche Basisbroschüre

NDR: „Visite", 06/16

Vogel A: „Der kleine Doktor", Verlag A. Vogel, CH-Teufen, 73. Aufl. 2015

Wikipedia: „Viren", „Epstein-Barr-Virus", „Katzenkralle", „Interferone", „Zelle (Biologie)", „Phagozyt", „Vesicular stomatitis virus", „Coxsackie-Virus", „Schmierinfektion"

Wikipedia: „Französische Tamariske", zuletzt geändert 12/15, https://de.wikipedia.org/wiki/Franz%C3%B6sische_Tamariske

wikihow.com: Herpesbedingte-Schmerzen-mithilfe-von-Hausmitteln-lindern

Wimmer: „Wissen ist die beste Medizin 1/2: Der Medikamenten-Check", NDR 5/16, www.ndr.de/fernsehen/epg/import/Der-Medikamenten-Check,sendung515014.html

Bilderverzeichnis

Über die Autorin

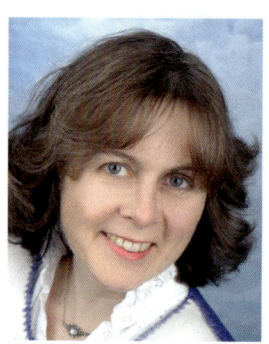

Dr. Andrea Flemmer ist Diplom-Biologin und promovierte am Institut für Lebensmitteltechnologie der TU München. Sie hält seit 1985 Vorträge zu Ernährungs-, Gesundheits- und Umweltthemen. Ab 1991 arbeitete sie als kommunale Umweltschutzbeauftragte. Nach der Geburt ihrer Tochter verlegte sie sich aufs Bücherschreiben. Sie verfasste zahlreiche populäre Publikationen zu Gesundheit und Ernährung sowie Veröffentlichungen in Fachmedien.

Wenn Sie an Informationen zu Bezugsquellen interessiert sind, wenden Sie sich bitte an den Verlag, dort können Sie ein kostenloses Informationsblatt anfordern.

VAK Verlags GmbH
Internet: www.vakverlag.de
Telefon: 0 76 61/98 71 50
E-Mail: info@vakverlag.de

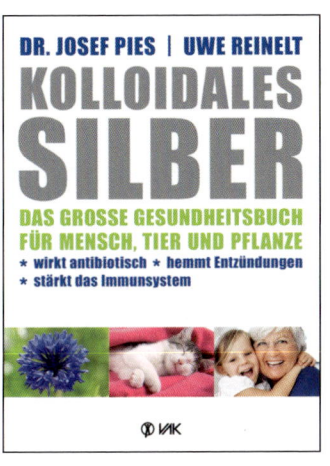

Dr. Josef Pies, Uwe Reinelt:
Kolloidales Silber
Das große Gesundheitsbuch für Mensch, Tier und Pflanze

Leseprobe unter: www.vakverlag.de

Kolloidales Silber wirkt wie ein Antibiotikum, hemmt Entzündungen und stabilisiert das Immunsystem. Dieser Überblick über Herstellung und Anwendung von Silberwasser enthält u.a.: mehr als 200 Krankheitsbilder und Einsatzgebiete (mit Dosierungshinweisen), aktuelle Erkenntnisse zum Einsatz bei Mykoplasmen, Informationen zu Einsatz und Ausscheidung von Nanosilber. **Aktualisierte, überarbeitete und erweiterte Neuausgabe des umfassenden Standardwerks** über die natürliche und nebenwirkungsfreie Heilkraft von kolloidalem Silber!

224 Seiten, 6 Fotos, Hardcover (16 x 22,5 cm)
ISBN 978-3-86731-128-1

Sally Fallon Morell, Kaayla T. Daniel:
Die Super-Suppe
Nährstoffwunder Knochen- und Fleischbrühe

Leseprobe unter: www.vakverlag.de

Traditionelle Knochen- und Fleischbrühen sind außerordentlich gesund. Steht die „Kraftbrühe" regelmäßig auf dem Speiseplan, lindert sie nicht nur Erkältungskrankheiten und Infekte, sondern hilft auch bei chronischen Erkrankungen wie Arthrose, Osteoporose, Psoriasis und Sklerodermie und Erkrankungen des Magen-Darm-Traktes. Dafür sorgt ihr hoher Gehalt an Mineralstoffen und Aminosäuren, der sich günstig auf Knochen, Gelenke, Sehnen, Haut und Zähne auswirkt.

352 Seiten, zahlr. Abb., Klappenbroschur
(17,5 x 24,5 cm) ISBN 978-3-86731-173-1

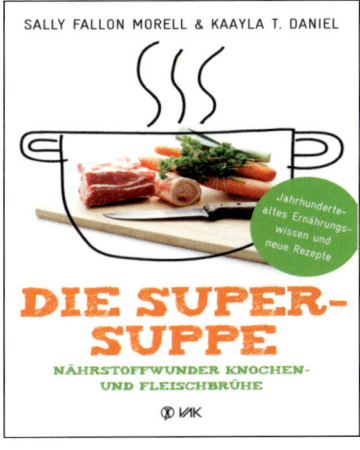

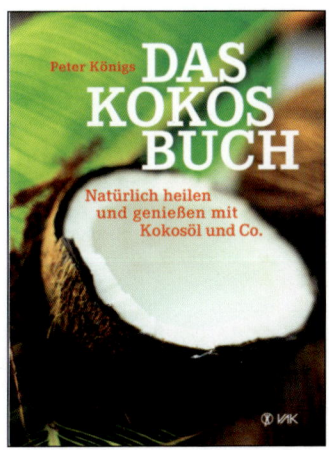

Peter Königs:
Das Kokos-Buch
Natürlich heilen und genießen mit Kokosöl und Co.

Leseprobe unter: www.vakverlag.de

Kokosöl und Co. – wie Mehl, Milch, Flocken und Wasser aus der Kokosnuss – schmecken ausgesprochen gut und sind gesundheitsfördernd, immunstärkend und erleichtern das Abnehmen.
Der umfassende Ratgeber des erfahrenen Autors berücksichtigt aktuelle wissenschaftliche Studien, enthält alles Wissenswerte zum Thema Fettsäuren und erläutert verständlich, auf welche Gesundheitsprobleme Kokosöl sich positiv auswirkt. Mit praktischen Tipps, wie Sie aus jedem gängigen Rezept ein Kokosrezept machen können.

176 Seiten, 67 Abbildungen, Paperback (16 x 22,5 cm)
ISBN 978-3-86731-127-4

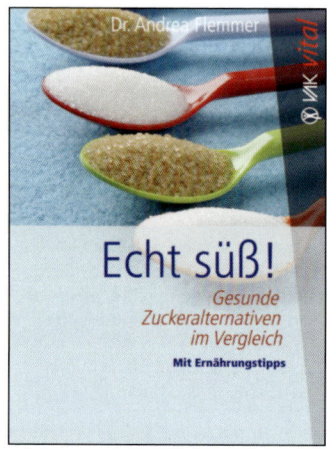

Dr. Andrea Flemmer:
Echt Süß!
Gesunde Zuckeralternativen im Vergleich

Leseprobe unter: www.vakverlag.de

Alternativen zum Zucker sind heute gefragter denn je: Immer mehr Menschen leiden an Diabetes oder Übergewicht und müssen auf ihren Zuckerstoffwechsel achten. Andere wollen einfach der Gesundheit zuliebe Haushaltszucker vermeiden. Allen gemeinsam ist jedoch: Sie suchen nach natürlichen und gesunden Süßungsmitteln. Dieses Buch gibt einen umfassenden Überblick über gesunde Zuckeralternativen und ihre Wirkungen auf den Stoffwechsel: Es beschreibt Vorteile und Anwendung der natürlichen, eindeutig positiven Zuckerersatzstoffe und gibt Hinweise auf Bezugsquellen.

112 Seiten, 25 Abb., vierfarbig, Paperback (15 x 21,5 cm)
ISBN 978-3-86731-090-1

Dr. Josef Pies:
Wasserstoffsuperoxid
Natürlich und nebenwirkungsfrei – Gegen Viren und Bakterien – Für Gesundheit, Haushalt und Hygiene

Leseprobe unter: www.vakverlag.de

Wer bei Wasserstoffsuperoxid nur an blondierte Haare denkt, wird hier erfahren, dass man schon im alten Ägypten um die besondere Wirkung dieser natürlichen Substanz wusste: Sie wird auch in unserem Körper gebildet und erfüllt dort lebenswichtige Funktionen. Im therapeutisch-heilkundlichen Bereich wird Wasserstoffsuperoxid sogar bei schweren chronischen Erkrankungen wie Krebs und rheumatischen Beschwerden erfolgreich eingesetzt. Mit vielen Ideen und Rezepten für die äußere Anwendung.

88 Seiten, 18 Fotos, zahlreiche Tabellen,
Paperback (15 x 21,5 cm)
ISBN 978-3-86731-116-8

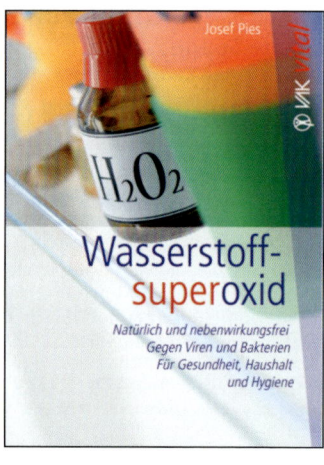

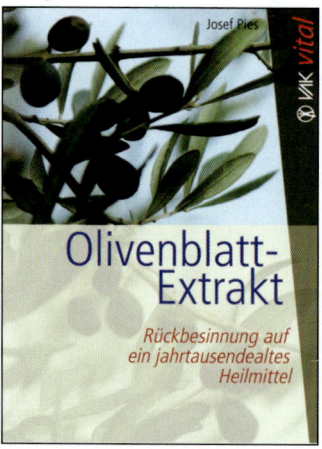

Dr. Josef Pies:
Olivenblatt-Extrakt
Rückbesinnung auf ein jahrtausendaltes Heilmittel

Leseprobe unter: www.vakverlag.de

Seit Jahrtausenden wird der Ölbaum im Mittelmeerraum intensiv kultiviert und sowohl für die Ernährung als auch zur Behandlung von Krankheiten genutzt. Während die positiven Eigenschaften der Frucht den meisten Menschen bekannt sind, blieb das Wissen über die gesundheitsstärkenden Eigenschaften der Olivenblätter bisher nur einem kleinen Kreis vorbehalten.

In den 1960er-Jahren begann man mit der systematischen wissenschaftlichen Erforschung der Inhaltsstoffe des Olivenblattes. Mittlerweile liegen sehr viele positive Erfahrungsberichte über seine Wirkung vor.

80 Seiten, mit 28 Fotos, Paperback (15 x 21,5 cm)
ISBN 978-3-86731-035-2